Reinhold D. Will wurde 1943 in Bad Warmbrunn geboren. Werbefachliches Studium an der Akademie für Grafik, Druck und Werbung in Berlin. Berufspraxis als Konzeptionist und Kundenberater in bedeutenden deutschen und internationalen Werbeagenturen und als Produktmanager in einem großen Unternehmen der Konsumgüterbranche. Mitarbeiter in der ersten Agentur für Natur- und Umweltschutz. Heilpraktikerausbildung und mehrjährige Praxiserfahrung. Seine intensive Beschäftigung mit der Naturheilkunde führte zu schriftstellerischer Tätigkeit über ökologische und naturheilkundliche Themen.

ALTERNATIV HEILEN

Herausgegeben von Gerhard Riemann

Dieses Buch wurde auf chlor- und säurefreiem Papier gedruckt.

Originalausgabe November 1993

Umschlagillustration Susannah zu Knyphausen, München
Satz DTP ba · br
Druck und Bindung Ebner Ulm
Printed in Germany
ISBN 3-426-76049-5

2 4 5 3 1

Reinhold D. Will

Geheimnis Wasser

Von heilenden und krankmachenden Wässern

Knaur

Inhalt

Vorwort

Der Sprung ins Wasser

Das Beste ist das Wasser.
Pindar

»Wasser ist H_2O!« »Wasser ist Leben!« »Wasser ist das beste Lösungsmittel!« »Wasser ist die Wiege aller Kulturen!« »Wasser ist ein gefährdetes Lebenselement!« »Wasser ist ...«

Auf die Frage, was Wasser sei, erhält man eine Menge Antworten. Wasser scheint für jeden etwas anderes zu sein. Jeder nutzt Wasser, aber jeder aus einem anderen Grund. Für den Fischer ist Wasser eine Erwerbsquelle, für den Landwirt die Voraussetzung für reiche Ernte, für den Unternehmer ein Wirtschaftsgut, für den Wasserwerker ein zu reinigendes und zu verteilendes Konsumgut, für den Konsumenten ist Wasser Trinkwasser und Brauchwasser, für den Wassersportler ist es der Tummelplatz fürs Hobby.

Abgesehen vom jeweiligen Verwendungszweck wissen wir recht wenig über das Wasser. Jeder von uns, wie auch jeder ehrliche Wissenschaftler, müßte zugeben, daß ihm das Element Wasser trotz aller Vertrautheit im Umgang letztendlich fremd ist. Kaum jemand hat das Wesen des Wassers erfaßt. Wir kennen nur seine Eigenschaften, seine Wirkungen. Warum es sich aber so verhält, wie es das tut, wissen wir nicht. Das Wasser, unser Lebenselement Nummer eins, ist uns ein Geheimnis geblieben wie das Leben selbst.

Das Wasser schafft Leben, es gestaltet die Natur, es läßt Pflanzen wachsen und blühen, es macht die Fortpflanzung von Tier und Mensch erst möglich, es läßt den menschlichen Embryo heranreifen, es ermöglicht den menschlichen Stoffwechsel. Es ist ein kreatives Medium, ein großer Gestalter, die große Mutter des Lebens. Und das, weil es H_20 ist? Wasser hat viele Dimensionen, die wir erst erahnen. Vor allem, es verhält sich so ganz anders, als es sich nach den Gesetzen der Chemie und der Physik verhalten müßte. Und weil es sich so »gesetzlos« verhält, kann es Leben schaffen. Wasser hat ein Eigenleben, das wir nur durch genaue Beobachtung erforschen können, aber nicht im Labor, sondern in der Natur, dort, wo das Wasser lebt. Und dort sehen wir, daß lebendiges Wasser ständig in Bewegung ist. Es zirkuliert in globalen und kleinen Kreisläufen, es fließt in Mäandern durch die Täler, es wandelt sich von Wasser zu Eis, von Eis zu Wasser, von Wasser zu Dampf, es nimmt Energie auf und gibt Energie ab, so wie Blutkreislauf und Lymphbahnen ein ständiges Fließen sind, ein ständiger Wechsel der Temperaturen, ein ständiges »Füge zusammen und Löse«, ein ständiges Transportieren und Wegschaffen. Sind die Bewegungen des Wassers gestört oder gar verhindert, verliert es seine Lebenskraft.

Diese Lebenskraft ist das große Geschenk des Wassers an uns Menschen. Aber wir wissen es nicht mehr zu schätzen. Wir verschmutzen das Wasser und erleben es nur noch als Wirtschafts- und Funktionsgut. Die Lebenskraft des Wassers versiegt und macht krankmachenden Energien Platz. Bald können wir die heilende Wirkung des Wassers nur noch in der bewußt gestalteten Hydrotherapie erleben. Wasser, einst ein Hauptheilmittel, kann dieses nur noch für denjenigen sein, der es bewußt einsetzt.

Parallel zur global zunehmenden Verschmutzung des Wassers bemühen sich jedoch einige Wissenschaftler und Wirtschaftler um die Gesundung des Wassers. Von ihrer Durchsetzungskraft hängt es ab, ob angesichts der allgemeinen Verantwortungslosigkeit des Menschen der Natur gegenüber diese Natur und dieser Mensch noch Überlebenschancen haben. Aber auch das Wissen des einzelnen um den Wert des Wassers für Natur und Mensch nimmt zu. Er erkennt, daß er selbst einiges für die Schaffung und Erhaltung gesunden Wassers tun kann.

Dieses Buch möchte das Geheimnis Wasser aufspüren und aufzeigen, wie es den Menschen krank und gesund machen kann, und wie wir krankes Wasser wieder gesund machen können. Und dieses Buch bittet Sie mitzumachen.

1. Kapitel

Wasser – ein Lebenselement mit Geschichte

Wasser ist ein Urelement der
lebendigen Natur, Wiege des
Lebens und Mittelpunkt von
allem, was lebt.
Szent-György

Vom Heiligen Wasser zur Badekultur

Die ersten Zivilisationen entstanden am Wasser: an Flüssen und Seen, an Flußmündungen und Meeren, die Wasser für die unterschiedlichsten Nutzungszwecke spendeten, die Nahrung lieferten, und die gleichzeitig die ersten weitreichenden Transportwege darstellten. Wo Wasser natürlich nicht verfügbar war, weiter im Inland, da wurden Brunnen gegraben, oft mehrere hundert Meter tief. Halfen zuerst Ochsen, die im Kreis laufend die Räderwerke drehten, die gefüllten Eimer heraufzuziehen, wußte man doch bald die Windkraft zu nutzen.

Die frühen Kulturen schränkten den Wasserverbrauch noch sehr ein. Wasser war weniger für den persönlichen Gebrauch bestimmt, wohl zum Trinken, aber selten zum Waschen und Baden.

Da Wasser oft schwer zu bekommen war, schätzte der Mensch es umso mehr. Er wußte, daß es die Grundlage allen Lebens ist.

Und weil es so kostbar war, wurde es wie die unfaßbare Natur und ihre Naturgewalten mit derselben Ehrfurcht behandelt. Wasser war heilig und hatte seinen Platz in vielen heidnisch-religiösen Mythen und Riten.

In den Überlieferungen aus der »grauen Vorzeit« begegnet uns das Wasser hauptsächlich als Medium für religiöse Bräuche und rituelle Handlungen. Wasser war das Symbol für Reinheit und Reinigung. In fast allen Religionen galt das Wasser als heilig. Ob bei den Inkas oder den Mayas in Amerika, den Kelten oder Germanen in Europa, den Zendavisten oder Taoisten im Fernen Osten, überall war Wasser der heilige Quell des Lebens. Zeremonielle Wasserkulte und -riten reinigten, tauften, heiligten und initiierten die gläubigen Menschen mit geweihtem Wasser. Wassergottheiten und Wassergeister schützten die Reinheit des Lebenswassers. Heilige Quellen und Flüsse in Indien, Ägypten und anderen Ländern spülten die Sünden der Menschen hinfort und erhielten ihre Gesundheit. Heiliges Wasser machte ihre Äcker fruchtbar, es gab ihnen Nahrung. Wasser stand für die Große Mutter, das weibliche Prinzip, das Aufnehmende, das Gebende, das Fruchtbare, das Gebärende, das Lebenspendende.

Im Alten Testament und in seiner althebräischen Sprache ist das Wasser eng mit der Zeit verknüpft. Der Buchstabe »Mem« des althebräischen Aleph-baiths bedeutet gleichzeitig »Wasser«. Wasser ist Bewegung, durch die Bewegung entsteht das, was wir als Zeit erfahren. Das Zeichen »Mem« steht symbolisch auch für den Begriff »Zeit«, und so ist im Althebräischen das Wasser eng mit der Zeit verbunden. »Über das Wasser gehen« bedeutet im Althebräischen die Zeit überwunden zu haben, den Bewußtseinszustand des ewigen Jetzt erreicht zu haben. In den Hieroglyphen erschien das »Mem« als Wasserlinie; bei den Griechen wurde es später zum »M«. Das Zeichen »Mem« (Wasser; Zeit) birgt auch ein großes Geheimnis: Es besteht aus den Zeichen »kaf« = 20 und »waw« = 6. Die Addition der beiden ergibt 26, Zahlenwert des Tetragrammatons JHWH.

»Seht, Freunde,
das ist das Geheimnis des Wassers,
das Geheimnis der Zeit:
Gott selbst, der Herr, ist in der Zeit!«
Der weise Menachem

In der Bibel, vor allem im Alten Testament, spielt das Wasser eine bedeutende Rolle. Der Geist Gottes schwebte über den Wassern, er schuf die Zeit. Moses wurde im Wasser ausgesetzt, also in das Leben von Zeit und Raum geschickt. Im zweiten Schöpfungsbericht spielt das Wasser als empfangendes Prinzip seine Rolle. Es ist der (weibliche) Gegenpol zum (männlichen) Prinzip des schöpferischen Lichts bzw. Feuers, das uns im ersten Schöpfungsbericht begegnet.

In der Religionsgeschichte spielt das Wasser als Symbol und Element der Reinigung und der Reinheit eine bedeutende Rolle. Das Christentum stellt mit der Taufe die Wiedergeburt aus dem Wasser und dem Hl. Geist an den Beginn des Christseins. In frühchristlichen Zeiten wurden zu ihrer Verbreitung Taufkirchen und Taufkapellen errichtet. Kreuzfahrer und Palästinapilger brachten Jordanwasser mit, die ostkirchliche Liturgie segnet das Jordanwasser als Erinnerung an die Taufe Jesu. Die feierliche Weihung des Taufwassers in der katholischen Liturgie der Osternacht ist seit dem 2. Jahrhundert bekannt. Auf den Namen von Heiligen geweihtes Wasser gehört noch heute zu den kirchlichen Sakramentalien. In Wallfahrtsorten konnten sich die Pilger vor der Verehrung der Kultobjekte an heiligen (Heil-)Brunnen reinigen und für die Riten vorbereiten. Der in der christlichen Malerei beliebte Lebensquell stand für das Wasser des Lebens.

Die altchinesischen Weisen, Lao-tse und Chuang-tse, begriffen das Wasser als Yin-Prinzip, als das Symbol für das Weibliche, für das Fließen der Erscheinungen und für den ewigen Wandel des Lebens, aber auch als Symbol für Zeit und der Zeitlosigkeit. Es war das Symbol für Anpassung und Ausdauer, für das Schwache, das durch seine Ausdauer das Starke besiegt. Es ist das Alltägliche, das allen Dingen zugute kommt, und gerade deshalb beschreibt die chinesische Naturphilosophie das Wasser als das höchste Gut.

Etwa zu Zeiten von Lao-tse formulierte in Griechenland Heraklit (550 v. Chr. bis 480 v. Chr.) seinen berühmten Satz: Panta rhei – alles fließt. Jedoch, mit der griechischen Antike begann der Abstieg der Heiligkeit und Unantastbarkeit des Wassers. Die Abholzung der Wälder Griechenlands war der Beginn tiefgreifender menschengemachter Eingriffe in die Natur. Sie zeigten den Verlust der einstigen Naturverbundenheit. Diese Spaltung vertiefte sich mit der Zeit, Wasser wurde immer mehr zu einem technischen Gebrauchsgegenstand, den man heutzutage in ungereinigtem Zustand kaum noch trinken kann, geschweige den Göttern weihen kann. Die Götter wichen dem Kommerz.

Die Kulturvölker wußten, daß alles Leben vom Wasser abhängt. Es ließ ihre Pflanzen wachsen, es tränkte ihr Vieh, und es löschte ihren Durst. Mit der aufkommenden Hygiene wurde das Wasser auch zum körperlichen Reinigungsmittel. Dabei wurden auch die heilenden Eigenschaften frischen Wassers erkannt. Allmählich bildete sich eine Hygiene- und Heilungskultur des Wassers aus. Als das älteste uns bekannte Zeugnis einer Heilquellen-Nutzung gilt die Mauritiusquelle von St. Moritz, deren Alter auf über 3500 Jahre geschätzt wird.

Zu den ersten uns überlieferten Wassertherapien gehören die des Griechen Hippokrates (460 v. Chr. bis 370. v. Chr). Sie waren damals noch eng mit religiösen Reinigungsriten verbunden, wie überhaupt Krankheiten in jener Zeit sehr mit Botschaften der Götter in Verbindung gebracht wurden. Dennoch waren die Wassertherapien jener hippokratischen Zeit schon recht pragmatisch, wie z. B. die Empfehlung zeigt, bei Verrenkungen kalte Umschläge anzulegen oder bei Fieber in kaltes Wasser getauchte Leinen aufzulegen. Die Abwehrkräfte stärkte man durch Waschen mit mineralhaltigem Meerwasser. Gehirnentzündungen bekämpfte man durch Baden in mineralhaltigen Gewässern. Zu jener Zeit entstand auch die Lehre von den Körpersäften, die behauptet, daß Krankheiten die Resultate fehlerhafter Mischungen dieser Körpersäfte sind, also durchaus eine ganzheitliche Betrachtung. In der Spätantike Griechenlands wurden Heilbäder gezielt bei chronischen Erkrankungen, vor allem Lähmungen, Gicht, Blasen- und Nierenerkrankungen angewendet.

Parallel zum frühen ärztlichen Wissen um die heilende Kraft des Wassers bei Krankheiten setzte sich allgemein die Erkenntnis durch, daß Wasser auch vorbeugend der Gesundheit dienlich sei und Baden Freude machen könne. Um 1000 v. Chr. breitete sich im Römischen Reich eine regelrechte Badekultur aus, wofür die herrlichsten Thermen gebaut wurden. In den Thermalquellen Italiens ließen sich Bürger vom warmen sprudelnden Naß verwöhnen, in großzügigen öffentlichen Thermalbädern pflegten sie Gesundheit und Gesellschaft, und die Bevorzugten des alten Rom genossen Badefreuden in luxuriösen Privatbädern.

In den römischen Bädern reinigte und entgiftete man den Körper auf ähnliche Art, wie es heutzutage in Dampfbädern und Saunen üblich ist. Man badete in vier Etappen. Im Tepidarium wurden sanft durch vorgeheizte Luft die Poren der Haut geöffnet, im Sudatorium trieb heißer Dampf Schweiß und Gifte aus dem Körper und reinigte die Poren, im Warmwasserbassin des Caldariums wusch das Wasser die Ausscheidungen ab, und im Kaltwasserbassin des Frigidariums schließlich genoß man den prikkelnden Reiz der eisigen Kälte auf der Haut – die sich danach, wie wir heute sagen würden, reaktiv aufwärmte und dem Badenden ein wohliges Wärmegefühl vermittelte.

Der Verfall der Sitten und der Untergang des römischen Weltreiches bedeutete auch das Ende der großen Badekulturen des Altertums.

Aber auch die Germanen verfügten über ähnliche Badefreuden. Gewöhnlich badeten sie im Sommer im kalten Wasser ihrer Seen und Flüsse, aber während des Winters gönnten sie sich warmes Wasser in Badebottichen und auch Dampfbäder. Diese Dampf- oder Schwitzbäder sind Vorläufer unserer heute so beliebten Sauna. In einer Ecke eines speziell für diese Zwecke errichteten Gebäudes wurde ein Steinfeuerherd beheizt, auf dessen heiße Steine kaltes Wasser geschüttet wurde. Die Hitze des verdampfenden Wassers öffnete die Poren: alle Gifte und Krankheiten strömten aus dem Körper heraus.

Im Mittelalter besann man sich wieder auf die alten Badekulturen: In den europäischen Ländern entstand ein gut organisiertes Badewesen mit individuell abgestimmten Bade- und Trinkkuren. Im hohen und späten Mittelalter führten die später so verrufenen Bader öffentliche Badeanstalten zum Zwecke der allgemeinen Gesundheitspflege. Bader machten aus diesen Gesundbrunnen bald lustvolle Häuser, die zu gemeinschaftlichem Baden und Schmausen einluden. Die epidemische Verbreitung der Syphilis und der Pest sowie die allgemeine Verarmung und andere Folgen des Dreißigjährigen Krieges in Europa führten zum Niedergang seines Badewesens.

Das Ende der öffentlichen Badehäuser bedeutete auch das Ende der vorwissenschaftlichen Wasserheilkunde, die bis zu dieser Zeit eher ungezielt angewendet wurde, weil nur wenige Ärzte wie Hippokrates und Galenus (129 bis 199), der neben ihm bedeutendste Arzt der Antike und Arzt des römischen Kaisers Mark Aurel, schon um genauere Anwendungsbereiche wußten. Wildwasser, Thermen, Badehäuser und Saunen galten überwiegend als Orte des allgemeinen Wohlbefindens. Diesem allgemeinen Erfahrungsgut folgten alsbald die wissenschaftliche Erforschung des Wassers und seine gezielte Anwendung nach Indikationen.

Die Renaissance des Heilmittels Wasser

Die Geschichte der neueren Wasserheilkunde beginnt Mitte des 18. Jahrhunderts. Es waren drei Ärzte, die nach langer Zeit der in Vergessenheit geratenen Wasserheilkunde zur Wiedergeburt verhalfen. Es waren Johann Siegmund Hahn (1664 bis 1725) und seine Söhne Johann Gottfried und Johann Siegmund, die in Schweidnitz in Schlesien als Ärzte praktizierten und die Kräfte des Wassers für die Vorbeugung und Heilung wiederentdeckten. Ihr Wirken machte sie so bekannt, daß sie im Volksmund bald die »Wasserhähne« genannt wurden. Sohn Johann Siegmund faßte seine Erkenntnisse in seinem populären Buch »Unterricht von Krafft und Würckung des frischen Wassers in die Leiber der Menschen, besonders der Krancken« zusammen. Aus heutiger Sicht ist es erstaunlich, wie systematisch er die verschiedenen Anwendungsformen in Aufschläge, Bäder, Duschen, Packungen, Waschungen unterschied und wie genau er Temperatur und Anwendungsdauer entsprechend dem jeweiligen Krankheitszustand dosierte. Der Erfolg der Wasserdoktoren war groß, viele Zivil- und Militärärzte nahmen die Wasserkuren in ihren Behandlungskatalog auf. Durch dieses gemeinsame Wirken entstand eine vielfältige Hydrotherapie.

1797 lobte ein weiterer großer deutscher Arzt, Christoph Wilhelm Hufeland (1762 bis 1836), Professor der Inneren Medizin an der Charité in Berlin, die Heilkraft des Wassers: »Das beste Getränk ist Wasser, dieses gewöhnlich so verachtete, ja von manchen für schädlich gehaltene Getränk. Ich trage keine Bedenken, es für ein grosses Mittel zur Verlängerung des Lebens zu erklären ...« Und weiter: »Da nach den neuern Erfahrungen Sauerstoff ein Bestandteil des Wassers ist, so trinken wir wirklich neuen Lebensreiz, indem wir Wasser trinken.«

In seiner »Praktischen Übersicht der verschiedenen Heilquellen Deutschlands« beschrieb Hufeland einzelne Heilquellen, in seiner Schrift über die Heilung der Skrofulose pries er das Baden in der See als das kräftigste Mittel zur Heilung an. Dadurch kam es zur Gründung zahlreicher Seebäder an den deutschen Ostsee- und Nordseeküsten. Die ersten Bäder entstanden in Doberan an der Ostsee und auf der Insel Norderney in der Nordsee. Zahlreiche enthusiastisch, jedoch vereinzelt agierende Ärzte unterstützten die Meeresheilkunde. Aber erst etwa 100 Jahre später wurde die Meeresheilkunde als Thalassotherapie auf dem Internationalen Kongreß für Thalassotherapie in Biarritz als wirksame Heilmethode anerkannt.

Die Erfahrungen und Erkenntnisse der drei Wasserdoktoren Hahn gerieten jedoch bei der Ärzteschaft bald wieder in Vergessenheit, die neue wissenschaftliche Medizin begann die Ärzte zu faszinieren. Nach dieser Medizin galten Wasserkuren denn doch als zu einfach und unwissenschaftlich. Aber wie auch in der Neuzeit sich kleine Gruppen, wie die der Heilpraktiker, sich der als »unwissenschaftlich« abgelehnten Akupunktur und Homöopathie angenommen hatten und sie weiter praktizierten und weiterentwickelten, bis ein nicht unerheblicher Teil der Ärzteschaft sie akzeptierte, so nahmen sich zu Beginn des 20. Jahrhunderts Laien der Wasserheilkunde an und retteten das Wissen in die Neuzeit hinüber.

Einer dieser Laien war der Bauer Vinzenz Prießnitz (1799 bis 1851), der durch die Beobachtung anderer heilkundiger Laien bei ihren Tierbehandlungen und durch Eigenbehandlung die Heilkraft kalten Wassers, aber auch die feucht-warmer Schwitzkuren erkannte und an Heilungssuchende weitergab. Die guten Erfolge, die er bei Quetschungen und Verrenkungen durch seine Wasserbehandlungen erzielte, brachte ihm bald den Ruf eines »Wasserdoktors« ein, und Heilungssuchende von nah und fern suchten ihn auf. Daß seine tiefgreifende Kur für manche Patienten zu anstrengend war, mußte er doch recht bald erkennen, und so entwickelte er eine Reiz-Reaktions-Prüfung, nach der er nur Patienten mit angemessener Konstitution behandelte. Durch die Erfolge seiner Wasserbehandlungen ermutigt, probierte er bald andere Anwendungsformen aus, und schließlich konnte er für ein breites Spektrum von Krankheiten – von Rippenquetschungen und Verrenkungen, vom Rheumatismus zum Magenleiden bis hin zur Nervenschwäche – eine Vielzahl von Anwendungen anbieten: Bäder, feuchte Teil- und Ganzpackungen, Schwitzpackungen, Trinkkuren, aber auch Diätvorschriften – insgesamt waren es 56 verschiedene Wasserkuren. Der Laie Prießnitz hatte das Erbe der »Wasserhähne« angetreten.

Einem anderen medizinischen Laien jedoch blieb es vorbehalten, die Lehren der »Wasserhähne« zu europaweitem Erfolg zu führen und auch in die offizielle Medizin einzubringen: der Wörishofener »Pfarrer mit der Gießkanne« Sebastian Kneipp

(1821 bis 1897). Als Theologiestudent an einer Tuberkulose erkrankt, schien ihm sein Leben schon besiegelt. Da fiel ihm das Buch des Johann Siegmund Hahn über die Wasserkuren in die Hände, in dem auch die Behandlung seiner Krankheit beschrieben war. Durch die konsequente Befolgung der beschriebenen Wassertherapie genas Kneipp. Vom lebensrettenden Erfolg seiner wasserheilkundlichen Selbstbehandlung ermutigt und überzeugt, weihte er sein Leben der praktischen Erforschung der Wasserheilkunde. Unterstützt von den Erfahrungen seiner Vorgänger, entwickelte er im Laufe seines Lebens ein umfassendes ganzheitliches Therapieprogramm, das auch andere heilkundliche Verfahren wie die Bewegungstherapie, die Heilpflanzenkunde und die Ernährungskunde beinhaltet. Die Anpassung der Therapie an das individuelle Reaktionsvermögen des Patienten war eins seiner Hauptanliegen. So wurde Kneipp zu einem volkstümlichen Lehrer einer Heilmethode, die auf die Stärkung der körpereigenen Ordnungskräfte und somit der körperlichen und geistigen Leistungsfähigkeit abzielte. Zu ihrer Verbreitung wurden 1894 der Kneippärztebund und 1897 der Kneippbund für Laien gegründet. Heute wird dieses umfassende Therapieprogramm in etwa 56 deutschen Kneippheilbädern und Kneippkurorten angeboten. Kernpunkt dieser Therapien sind die Kneippwasseranwendungen. Die Kneipptherapie ist die am besten ausgebaute Wassertherapie. Ihre Wirkungen beruhen nach neuen wissenschaftlichen Erkenntnissen auf Reiz-Reaktions- und Anpassungs-Mechanismen des menschlichen Körpers, zu denen wir im Kapitel 9 kommen werden. Die positiven Wirkungen der Kuratmosphäre und die allgemeine Erholung vom Alltag in den Kneippheilbädern und -kurorten sind Bedingungen für die Heilerfolge. Insgesamt ist die Hydrotherapie durch das Wirken zahlreicher wissenschaftlich arbeitender Ärzte zu einem System geworden, das heute weit über die ursprüngliche Kneipptherapie hinausgeht. Ohne Zweifel gebührt aber Kneipp das Verdienst, der Wassertherapie zum Durchbruch verholfen zu haben.

Mit Hilfe der Ärzte Hahn, des Bauern Prießnitz und des Pfarrers Kneipp sowie all derer, die die Wasserbehandlung weiterentwickelten, wandelte sich die vorwissenschaftliche Wasserheilkunde zur wissenschaftlichen Hydrotherapie. Sie ist inzwischen im Rahmen der physikalischen Therapie Teil der universitären Medizinerausbildung geworden.

2. *Kapitel*

Alles Wasser kreist

Alles wird durch Wasser geboren,
alles wird durch Wasser erhalten.
Johann Wolfgang von Goethe

Das Wasserstoffatom ist das einfachste Atom des Universums. Es besteht aus einem Proton und einem umkreisenden Elektron. Aufgrund dieser einfachen Struktur gilt es als das Uratom bzw. als der Urstoff des Universums. So dachten in der Antike auch Philosophen, wie Thales von Milet (um 650 v. Chr. bis um 560 v. Chr.). Sie sahen das Wasser als den Urstoff aller Dinge an. Thales von Milet lehrte, daß das Wasser als flüssiges, bewegliches, überall durchdringendes Element der Anfang aller Dinge sei.

Woher kommt das Wasser? Es gibt viele Theorien, die zwangsläufig alle mit der Entstehung der Erde verknüpft sind. Ob wir die Entstehung unseres Planeten und des Universums nun als Urknall aus dem Nichts sehen oder – wahrscheinlicher – als das Produkt eines ewigwährenden Pulsierens des Universums, in Form abwechselnder rhythmischer Evolutionen und Involutionen, das Wasser war am Anfang da.

Nach heutiger Theorie haben sich die Sonne und ihr System aus einer unermeßlich großen Gaswolke aus Wasserstoff und Helium sowie allen Elementen aller Planeten gebildet, wozu das Wasser in Form von Dampf, winzigen Tröpfchen und Wasserkristallen gehörte.

Heute gehört das »Wasser der Welt« – die Hydrosphäre – zu den großen »Hüllen« (Sphären) unseres Planeten, die das Leben erst ermöglichen. Aber es läßt sich nicht von den anderen Sphären trennen, höchstens zum Zwecke der wissenschaftlichen Erforschung. Alle Sphären sind so miteinander verwoben, miteinander vernetzt, daß sie eine Einheit bilden, wenn auch mit unterschiedlichen Schwerpunkten: Das Wasser ist ebenso in der Atmosphäre (Lufthülle) wie in der Lithosphäre (Gesteinhülle) vorhanden.

Die Hydrosphäre ist kein zusammenhängender Bereich, wie etwa die Atmosphäre, aber sie bedeckt 71 Prozent der Erdoberfläche mit einem Netz von Meeren, Seen, Flüssen, und sie durchzieht die Lithosphäre mit einem Netz von Grundwasser und unterirdischen Strömungen. Doch sie ist nicht nur im Sichtbaren. Überall ist Wasser: Selbst in der trockensten Wüste und im härtesten Stein finden wir noch Spuren dieses Lebenselements.

Wenn die Erde eine Kugel ohne Berge und Meerestiefen wäre, würde das Gesamtwasser die Erde 2700 Meter hoch umhüllen. Die Schätzungen der Gesamtwassermenge gehen von 1,36 Milliarden Kubikkilometern bis zu 1,65 Milliarden Kubikkilometern. Etwa 97 Prozent befinden sich in den Weltmeeren, 2,08 Prozent in den Polarkappen und Gletschern, 0,60 Prozent im Grundwasser, davon etwa die Hälfte in mehr als 1000 Meter Tiefe, 0,02 Prozent in Seen und Flüssen und ein kleiner Rest in der Atmosphäre. Uns stehen also – wenn wir mal großzügig schätzen – etwa 0,3 Prozent des gesamten Weltwassers zur Nutzung als Trink- und Brauchwasser zur Verfügung.

Wissenschaftler schätzen das Gewicht der Gesamtwassermenge unseres Planeten auf $1{,}64 \times 10^{18}$ t. Der weitaus überwiegende Teil davon ist flüssiges Wasser, das vor allem die großen Ozeane füllt ($1{,}37 \times 10^{18}$ t) und in den Gesteinen versickert (36×10^{15} t). $29{,}1 \times 10^{15}$ t bedecken als festes Eis die Polkappen, $12{,}4 \times 10^{12}$ t schweben als Wasserdampf in der Atmosphäre. Der Hauptanteil des Wassers ist in den Weltmeeren enthalten, das Süßwasser stellt nur einen kleinen Teil. Nur 1,23 Prozent der Gesamtwassermenge verteilen sich auf das Eis der Polargebiete, die Landgebiete und die Atmosphäre.

Die gewaltigen Wassermassen sind in ständiger Bewegung, so auch das Eis der Polkappen und das Tiefenwasser, wenn auch sehr langsam. Bewegung ist ein Grundprinzip des Lebens, ein weiteres ist die Bewegung in Kreisläufen. Dabei wandelt das Wasser ständig seine Form, um seine vielseitigen Aufgaben erfüllen zu können.

In der Natur beobachten wir einen globalen Wasserkreislauf, der sich in drei Hauptwasserkreisläufe aufteilt, in Meer-Atmosphäre-Meer, Meer-Atmosphäre-Land-Meer, Land-Atmosphäre-Land, in mehrere mittelgroße kontinentale Kreisläufe und viele kleine regionale Kreisläufe. Aber vom großen bis zum kleinsten Wasserkreislauf sind sie alle miteinander verbunden, sind voneinander abhängig und wirken aufeinander ein und stellen in ihrer Vielheit die Einheit des Lebens dar, die wir bei unseren punktuellen Eingriffen so oft übersehen. Vielleicht würde es uns leichter fallen, diesen Planeten würdig zu behandeln, wenn wir ihn wie James Lovelock als Lebewesen, als großen Organismus, begreifen würden.

Der Ursprung der unzähligen kleinen Kreisläufe, sozusagen ihre Mutter, ist der große globale Kreislauf. Das auf dem Meer (1150 Kubikkilometer pro Tag) und auf dem Land (220 Kubikkilometer pro Tag) verdunstende Wasser steigt in die Atmosphäre und bis in die Ionosphäre auf, kondensiert dort an winzigen Materiepartikeln und fällt dann als Niederschlag auf die Erde nieder (1040 Kubikkilometer pro Tag aufs Meer und die Polargebiete, 330 Kubikkilometer aufs Land). Der Wasserkreislauf bezieht das flüssige Wasser auf und unter der Erdoberfläche ein, den durch Erwärmung verdunstenden Wasserdampf, das gasförmig in der Atmosphäre schwebende und tropfenförmig in den Wolken befindliche Wasser wie den Niederschlag in Form von Regen, Schnee und Hagel.

Die auf die Erde niedergehenden Wassermengen sind gewaltig: Eine Haufenwolke mit einer Fläche von 1 Kilometer und einer Höhe von 2 Kilometer enthält mindestens 1000 Tonnen Wasser; eine Landfläche von 1 Kilometer enthält bei 4 Zentimeter Niederschlag 40 000 000 Kilogramm Wasser. Gäbe es in der Atmosphäre keine Schwebeteilchen, könnte der Wasserdampf sich nicht kondensieren, und es gäbe keine Niederschläge. Wie bei allen Ökosystemen greift ein Rädchen ins andere.

Der unermüdliche Motor der Wasserkreisläufe ist die Sonne. Ihre Energie bringt das Wasser zum Verdampfen und treibt damit den Kreislauf immer wieder an.

Bei der Verdampfung, die einen gewaltigen Destillationsprozeß darstellt, befreit sich das Wasser von allen Verunreinigungen. Früher fiel es als reines Wasser auf die Erde nieder, wo es Pflanzen, Tieren und Menschen als reines Lebensmittel diente; heute wird es schon bei seinem Fall zur Erde mit den in der Luft schwebenden Schadstoffen verunreinigt, die durch menschliche Aktivität in die Atmosphäre gelangt sind, so daß heute das Regenwasser das erste belastete Wasser ist. Das gleiche gilt natürlich für Hagel und Schnee.

Auf der Erde angekommen, tritt ein Teil des Wassers seine mittleren Kreisläufe in den Ökosystemen dieser Erde an und in ihnen seine kleinen Kreisläufe in Pflanzen, Menschen und Tieren. Ein anderer Teil sickert in tiefere Bodenschichten, wobei es gefiltert wird und schließlich ins Grundwasser gelangt (8 Millionen Kubikkilometer weltweit), ein anderer Teil verbleibt als

Oberflächenwasser in Seen oder fließt in Flüssen ins Meer zurück (etwa 225 000 Kubikkilometer), um dort wieder zu verdunsten.

Bei uns in Deutschland, in diesem Fall das alte Bundesgebiet, fallen pro Jahr 200 Milliarden Kubikmeter Niederschläge. Das jährliche Wasserangebot an Grundwasser und Oberflächenwasser beträgt etwa 161 Milliarden Kubikmeter pro Jahr. Dem Angebot steht ein Bedarf von jährlich rund 42 Milliarden Kubikmetern gegenüber, die industrielle Nutzung und privater Verbrauch benötigen. Unser Brauch- und Trinkwasser wird aus diesen lokalen Wasserkreisläufen entnommen. Es stammt zu 49 Prozent aus Grundwasser, zu 22 Prozent aus aufbereiteten Abwässern, zu 16 Prozent aus dem Oberflächenwasser von Talsperren, Seen und Bächen, zu 9 Prozent aus Quellwasser und zu 4 Prozent aus gereinigtem Uferfiltrat.

In seinem Umlauf macht das Wasser viele Umwandlungen und energetische Umstruktierungen durch, auch die magnetische Aufladung in der Atmosphäre. Generell wird das Leben nach dem Denkmodell von Rainer Berchtold von drei Resonanzfeldern bestimmt, deren Energien und Informationen vom Wasser auf alle Lebewesen und Organismen übertragen werden: dem magnetischen Resonanzfeld, dem natürlich-strahlenden Resonanzfeld und dem elektrischen Resonanzfeld. Diese Resonanzfelder werden im Wasserkreislauf der Reihe nach durchlaufen.

Bei der Verdunstung des Wassers über dem Land oder über dem Meer teilen sich die Wassermoleküle kurzfristig in ihre Atome Wasserstoff und Sauerstoff. Dabei entlassen sie die festen materiellen Stoffe wie Feststoffpartikel aus ihrem Verbund, wodurch sich sozusagen die Wassermoleküle reinigen. Durch diesen Gewichtsverlust sind die Wassermoleküle, die sich in der Luftbewegung wieder zusammenfinden, leichter: sie steigen langsam weiter in die Atmosphäre auf.

Beim Aufstieg in die höheren atmosphärischen Bereiche gelangen die leichten Wassermoleküle in kältere Regionen. Beim Wärmeaustausch mit der Umgebung verdichten sich die Wassermoleküle zu größeren Molekülverbänden. In dieser Kondensationsphase nehmen die Wassermoleküle Licht- und Wärmestrahlung der Sonne auf. Der Lichtanteil der Sonnenstrahlen baut in den Wassermolekülen die natürlich strahlenden Resonanzfelder auf. Bei zunehmender Wolkenbildung der Wassermolekülagglomerationen führt die Erwärmung der oberen Wassermoleküle durch den Wärmeanteil der Sonnenstrahlen zu einer Temperaturpolarisierung der oberen Wolkenschichten. Dabei entsteht oben ein Bereich hoher Temperaturen (Hochdruckgebiet), unten ein Bereich tieferer Temperaturen (Tiefdruckgebiet). Entsprechend dem Gesetz des Ausgleichs vermischen sich nun die warmen Bereiche (Pluspol) mit den kalten Bereichen (Minuspol). Durch die Luftbewegung und die damit verbundenen Reibungen entsteht Elektrizität, die das elektrische Resonanzfeld in den Wassermolekülen aufbaut.

Diese drei Resonanzfelder beinhalten die elektromagnetischen Energien und Lebensinformationen für alle zellularen Strukturen, also für alle Pflanzen, Tiere und Menschen. Sie ermöglichen Reproduktion, Wachstum und wieder Reproduktion ad infinitum. Jedoch, wenn die Wasserstrukturen oder ihre energetischen oder informationellen Gehalte verändert werden, verändern sich auch die Resultate der Reproduktion: es treten Mutationen und Degenerationen auf. Dies ist einerseits ein natürlicher Prozeß, der auf der Erde ganz langsam vor sich geht und in Wechselwirkungen zwischen Lebewesen und Umgebung Adaptationen ermöglicht. Andererseits entstehen durch die vom Menschen bewirkten Änderungen der Wasserstrukturen und ihrer energetischen und informationellen Gehalte Gefahren unvorhersehbarer und unge-

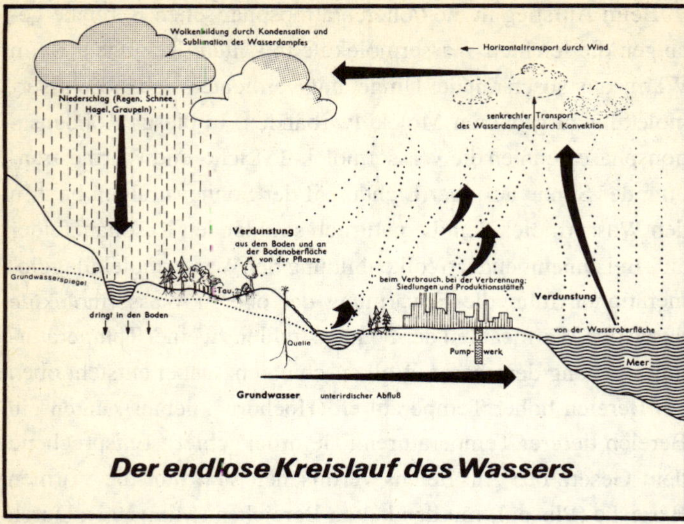

Das Wasser ermöglicht dem Leben zu leben. Es bildet ein vernetztes Gefüge von Wechselwirkungen und Abhängigkeiten, wie wir es überall in der Natur beobachten können.

wollter Mutationen und Degenerationen. Gemeint sind damit die Eintragungen von Schadstoffen in das Wasser und ihre elektromagnetischen Schwingungen und Informationen. Entgegen gesichertem Wissen glauben die Zuständigen in der Industrie und auch »der Laie« immer noch an die unendliche Verdünnbarkeit verklappter Gifte in Flüssen und Weltmeeren. Tatsächlich ist es aber so, wie Sie in Kapitel 3 sehen werden, daß Hunderttausende von chemischen Substanzen mit den atomaren Bestandteilen der Wassermoleküle unlösbare Verbindungen eingehen, die auch jenseits der Verdunstungsphase bestehen bleiben, und zwar sowohl in ihren materiellen Verbindungen als auch in ihren energetischen und informationellen Gehalten. Die Ironie des Schicksals will es nun, daß die verklappten Stoffe nicht wie gedacht unend-

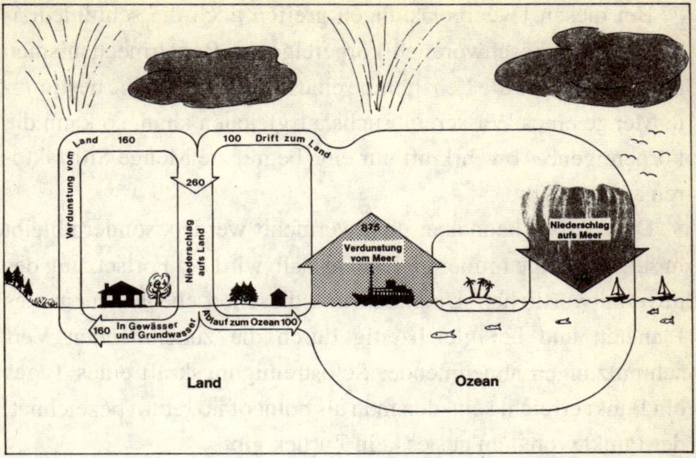

Unvorstellbare Mengen Wasser bewegen sich täglich in der Luft, auf der Erde und »zu Wasser«. Die Sonneneinstrahlung sowie die globalen und regionalen Klimate sind die Ursachen dieser Bewegungen, und die Klimate werden ihrerseits von den Wassertemperaturen beeinflußt.

lich verdünnt und damit unwirksam werden, sondern daß sie über das ganze Weltwasser verteilt werden, und damit hochwirksam werden. Unterstützt wird dieser Prozeß der Verseuchung des Wassers noch durch Verbindungen der Verdunstungsmoleküle mit schadstoffdurchtränkter atmosphärischer Luftfeuchte. Sonnenlicht und Sonnenwärme fügen beide zu Verbindungen zusammen, die wir noch gar nicht kennen.

Aus diesem Prozeß resultiert auch der saure Regen, der bei uns schon so sehr zum Alltag geworden ist, daß wir ihn als selbstverständlich hinnehmen. Daß dieser saure Regen aber nicht nur Bäume und Gebäude angreift, sondern auch den Menschen, und zwar durch sein Vorhandensein im Trinkwasser, wollen wir nicht wahrhaben, und wir schauen über das wachsende Heer chronisch Kranker hinweg.

Bei diesen Dauerbelastungen greifen auch die schulmedizinisch so oft beschworenen körpereigenen Repairmechanismen nicht mehr. Wie die Lenzpumpe eines Schiffes nur eine bestimmte Menge eines Wassereinbruchs ausgleichen kann, so kann die körpereigene Abwehrkraft nur eine begrenzte Menge Störfaktoren ausgleichen.

Das Wasser kann aber nicht vermehrt werden, sondern bleibt in seiner Menge immer gleich. Deshalb wird bei Fortsetzung des unverantwortlichen Umgangs mit diesem Lebenselement des Planeten und bei gleichzeitig durch die zunehmenden Verschmutzungen abnehmender Selbstreinigungskraft eines Tages ein Punkt erreicht sein, den man als point of no return bezeichnet, der Punkt, von dem aus es kein Zurück gibt.

Die Quellen des Trinkwassers

Der Kreislauf des Wassers kennt keinen Anfang und kein Ende, keine Abschnitte, die sich aneinanderreihen wie die Perlen einer Kette. Er kennt nur ein Ineinandergreifen vieler Wandlungsphasen, ein Fließen von einem Zustand in einen anderen, das einem zyklischen Muster folgt. Aber wir zerlegen diese Einheit in Abschnitte, um sie besser analysieren und verstehen zu können, und benennen unterschiedliche »Aggregatzustände«, wie die Chemiker die unterschiedlichen Zustandsformen nennen, und diese kennen wir als Wasser, Eis, Dampf.

Der Kreislauf des Wassers zeigt sich im Regen, in den Quellen der Erde; er bewegt sich in Bächen und Flüssen den Teichen, Seen und Meeren zu, und schließlich verliert er sich mit der Verdunstung in der Atmosphäre. In jeder dieser Phasen erfüllt das Wasser eine besondere Aufgabe. Auch wir sehen und nutzen diese unterschiedlichen Phasen auf jeweils besondere Art. Nach dem natürlichen Vorkommen unterscheiden wir:

1. Atmosphärisches Wasser: Regenwasser, Schnee- und Eiswasser
2. Grundwasser: aus Quellen und Brunnen
3. Oberflächenwasser: Bäche, Flüsse, Seen, Talsperren, Meere
4. Rohwasser: das aus diesen drei Reservoiren für die Leitungswasseraufbereitung gewonnene Wasser
5. Trinkwasser.

Atmosphärisches Wasser

Chemisch reines Wasser gibt es in der Natur nicht. Immer enthält es irgendwelche Beimengungen, schon das Regenwasser enthält Stickstoff und Staubpartikel, die unterwegs aufgenommen werden. Früher war das atmosphärische Wasser, also das Regenwasser, ein vergleichsweise reines weiches Wasser, ein ideales Nahrungsmittel für Pflanzen, Tiere und Menschen. Heute bringt es uns »vom Himmel hoch« die Gifte unserer modernen Zivilisation zurück: giftige Oxyde, Kohlenmonoxyd, Schwefeldioxyd, Stickoxyd, Rußpartikel, Bleipartikel und radioaktive Strahlungen. Als »saurer Regen«, den wir inzwischen als etwas Normales hinnehmen, ist es zum Zerstörer der Gesundheit von Natur und Mensch geworden.

Regen entsteht durch Anlagerung von Wasserdampfmolekülen an Kristallisationskerne. Linus Pauling (geb. 1901), zweifacher Nobelpreisträger, brachte 1962 mit Ballonsonden Proben der Wassernebel der Ionosphäre auf die Erde runter. Dabei stellte er fest, daß die Wassertröpfchen in dieser Höhe von ca. 100 bis

150 Kilometer über der Erde den winzigen Durchmesser von 10 Mikron, das sind 0,000010 Millimeter, oder weniger haben. Erst durch Agglomerationen werden die kugelrunden winzigen Tröpfchen zu Wassertropfen, die schwer genug sind, um von der Erdgravitation angezogen werden zu können.

Was für den Regen gilt, gilt natürlich auch für das Schnee- und Eiswasser, wie für die Gletscher. Alle entlassen ebenso wie der Regen ihre Schadstoffe in Boden, Oberflächenwasser und Grundwasser.

Grundwasser

Grundwasser ist dasjenige Wasser, das die Hohlräume zwischen den Erdgesteinen ausfüllt. Es tritt in natürlichen oder künstlich angelegten Quellen zutage oder wird aus künstlich angelegten Brunnen gewonnen. Aufgrund seiner relativen Reinheit ist es für die Trinkwasserversorgung am besten geeignet.

43 Prozent unseres Trinkwassers stammen aus dem Grundwasser. Mit dem Grundwasser gehen wir mittlerweile ebenso bedenkenlos um, wie bis vor kurzem mit dem Oberflächenwasser. Wir machen uns nicht klar, daß jede Verseuchung den Boden biologisch schwer schädigt, daß sich seit Jahrzehnten die grundwasserführenden Schichten mit den Schadstoffen aus der Landwirtschaft (künstliche Düngemittel, Pestizide, Gülle), mit den Altlasten der Industrie und den Schadstoffen unserer Hausmülldeponien anreichern, daß eine künstliche Reinigung des Bodens fast nicht möglich ist, daß die natürliche Regeneration des Grundwassers sehr lange dauert. Da die Gefährdung des Grundwassers nicht so offensichtlich ist, wie die Verschmutzung des Oberflächenwassers, weil nicht sichtbar, wird sie uns wohl erst richtig

bewußt werden, wenn die Schadstoffbelastung des Trinkwassers so hoch ist, daß sie unsere Gesundheit gefährdet.

Aufgrund der historischen Entwicklung liefern unsere Wasserwerke Wasser, das sowohl als Trinkwasser als auch als Brauchwasser in gewerblichen Betrieben und Haushalten genutzt wird. Da das sogenannte Rohwasser, das die Ausgangssubstanz für das Leitungswasser in Trinkwasserqualität ist, von vornherein möglichst sauber sein muß, setzen die Wasserwerke immer mehr Grundwasser ein. Dabei ist aber gerade die zunehmende Entnahme von Grundwasser besonders problematisch. Denn mit zunehmender Grundwasserentnahme sinkt der Grundwasserspiegel. Eine Folge ist das Absterben von Bäumen, deren Wurzeln zur Wasseraufnahme nicht mehr tief genug reichen. Diese gefährliche Situation hat inzwischen in Frankfurt/Main zu der absurden Situation geführt, daß aus dem Main Oberflächenwasser entnommen wird, dieses mit großem technischen und finanziellen Aufwand gereinigt wird, und dann am Stadtwald in Gräben gegossen wird, um den Grundwasserspiegel wieder aufzufüllen, damit die Bäume leben können.

Das Grundwasser als Trinkwasserreservoir ist dreifach gefährdet:

1. Durch die zunehmende Belastung mit organischen und anorganischen Schadstoffen – u. a. von Mülldeponien – mit der Folge des Nachlassens der natürlichen Filterwirkung des Bodens und höherer Durchlässigkeit für Schadstoffe und somit zunehmender Verschmutzung des Grundwassers,
2. durch das Absinken des Grundwasserspiegels durch die ständige Grundwasserentnahme für die Trink- und Brauchwassergewinnung,
3. durch den Verlust von Niederschlagswasser, das durch Ober-

flächenversiegelung nicht mehr ins Grundwasser gelangt, sondern direkt in schnell strömende begradigte Bäche und Flüsse abfließt.

Oberflächenwasser

In dichtbesiedelten Gebieten reicht das Grundwasser zur Wasserversorgung nicht mehr aus, besonders nicht, wenn im Einzugsgebiet der Grundwasserversorgung Industrieunternehmen angesiedelt sind. Zur Befriedigung der steigenden Nachfrage nach Trink- und Brauchwasser muß zunehmend auf das verschmutzte Oberflächenwasser zurückgegriffen werden, was 47 Prozent ausmacht.

Mit zunehmender Verschmutzung der Oberflächengewässer muß auch die Wasseraufbereitung intensiviert werden, besonders weil das Leitungswasser Trinkwasserqualität haben muß. In Deutschland hat bisher nur der Ort Seßlach in Oberfranken zwei Wasserleitungssysteme erstreiten können: ein neu verlegtes Leitungssystem für das überregional distribuierte Leitungswasser in Trinkwasserqualität und ein schon vor der überregionalen Wasserversorgung vorhandenes »altes« regionales Leitungssystem für Leitungswasser in Brauchwasserqualität. Mit dieser Wasserversorgung besitzt Seßlach ein System, das eine sehr sinnvolle, wenn auch aus ökonomischen Gründen vielleicht nie in größerem Umfange durchzuführende Zukunftslösung darstellt.

Zum Oberflächenwasser gehört das Uferfiltrat der Flüsse. Aber auch mehrfach benutztes und wieder aufbereitetes Wasser wird von den Wasserwerken wieder in die Wasserversorgungsnetze eingespeist – vielleicht chemisch rein, aber sicherlich nicht energetisch-informationell rein. Auf diesen besonderen Aspekt des Wassers werden wir im Kapitel 3 eingehen.

Rohwasser

Das aus Oberflächenwasser einschließlich Uferfiltrat und Grundwasser gewonnene Wasser wird Rohwasser genannt. Es ist die Vorstufe des Leitungswassers, das Wasser, das nun in den Wasserwerken »veredelt« wird, um es genießbar zu machen. Denn um das »natürliche« Wasser in einen nutzbaren Zustand zurückzuverwandeln, muß es aufbereitet werden.

Hierzu stehen den Wasserklärwerken und Wasseraufbereitungswerken mechanische, chemische, physikalische und biologische Methoden zur Verfügung. Ziel ihrer Maßnahmen ist die Einhaltung von Grenzwerten der Belastung, um gesundheitsschädigende Wirkungen des Wassers auszuschließen.

Damit Trinkwasser gesund ist, wird es entkeimt, entsäuert, enteisent und entmangant, enthärtet, entsalzt, dekontaminiert und geschönt.

Eine Beschreibung dieser Verfahren erfolgt im Kapitel 7.

Trinkwasser

Angeblich kommt das Wasser in »Trinkwasserqualität« aus dem Wasserhahn. Hier nun liegt, was die menschliche Gesundheit anbelangt, das Problem. Zwar bemühen sich die Wasserwerke redlich, die geforderten Grenzwerte einzuhalten, jedoch wird das angesichts der steigenden Oberflächen- und Grundwasserbelastung vor allem durch Nitrat und Atrazin zunehmend schwieriger. Aber selbst wenn die Wasserwerke es schaffen würden, diese Belastungen zu beseitigen, bleiben andere Probleme. Dazu gehören die Unzahl neu entwickelter Chemikalien, die ins Wasser gelangen, und die den Wasserwerken gar nicht bekannt sind, geschweige, daß Meßmethoden dafür vorhanden wären, und die energetischen und informationellen Aspekte des Wassers.

Zwar beteuern das Bundesgesundheitsamt, das Umweltbundesamt und die unterschiedlichen Wasserverbände immer wieder, daß Leitungswasser eine so hohe Qualität habe, daß es als Trinkwasser unbedenklich nutzbar sei. Aber wir werden später sehen, was wir von solchen Beteuerungen halten dürfen.

Da die Wasserwerke nicht immer den sich ständig verstärkenden und auch ändernden Belastungen nachkommen können, bleibt es bei objektiver Betrachtung letztlich dem einzelnen Haushalt selbst überlassen, für ein gesundes Trinkwasser zu sorgen. Die einzelnen Wasseraufbereitungsverfahren für private Haushalte werden im Kapitel 7 beschrieben. Deshalb hier nur ein paar Informationen: Es ist möglich, die im Trinkwasser noch vorhandenen materiellen Belastungen durch Nachaufbereitung im Haushalt weitestgehend zu eliminieren. Hierzu stehen so bewährte Verfahren wie die Dampfdestillation und die Umkehrosmose zur Verfügung, die in jedem Haushalt angewendet werden können.

Da jedoch alle Materie Schwingungen aussendet, die zugleich eine Information an ihre Umwelt – also z. B. den Menschen – abgibt, senden auch die im Wasser enthaltenen Schadstoffe Schwingungen aus, die vom Wasser in den sogenannten Clustern (vgl. Kapitel 3) gespeichert sind. Diese energetischen und informationellen Aspekte sind mit den hauhaltsüblichen Wasseraufbereitungsgeräten nicht zu eliminieren. Sie stören jedoch die Wasserqualität ganz erheblich – ja, sie können sogar die natürlichen Schwingungen durch Überlagerungen völlig überdecken.

Diese Tatsachen sind erst in ihren Grundzügen erforscht und in ihren Auswirkungen noch nicht voll bekannt. Sie werden aber mit größter Wahrscheinlichkeit in Zukunft eine zumindest ebenso große Rolle spielen wie die chemischen Wirkungen. Stellen wir uns darauf ein, daß das Wasserproblem anders gelagert ist als bisher angenommen.

Diese Probleme werden durch Mineralwasser und Heilwasser nur zum Teil gelöst, denn bei diesen Wässern treten andere Probleme auf, die ihre Tauglichkeit als Dauerkonsumgut in Frage stellen, was wir im Kapitel 6 behandeln.

Aber auch die Selbstversorgung mit Trinkwasser aus eigenen Brunnen ist heutzutage problematisch geworden. Etwa 2 Millionen Einwohner der Bundesrepublik Deutschland beziehen ihr Trinkwasser aus geschätzten 500 000 Einzeltrinkwasserversorgungsanlagen, den sogenannten Privatbrunnen. Die Qualität der daraus gewonnenen Trinkwässer ist zweifelhaft, besonders bedenklich hinsichtlich ihrer mikrobiologischen Beschaffenheit. Auch der Grenzwert für Nitrat wird nicht selten um mehr als das Fünffache überschritten. Die Belastungen mit chemischen Stoffen zwecks Pflanzenbehandlung einschließlich metallischer Spurenstoffe sind unbekannt. Aus gesundheitlichen Gründen ist eine Wasseraufbereitung zu empfehlen, es bieten sich hier der Anionenaustausch und besonders die Umkehrosmose an.

Eins für alle – Wasser und seine Nutzer

Wasser ist ein universeller Rohstoff. Es wird von allen Menschen benutzt, privat und beruflich.

Der private Pro-Kopf-Verbrauch des Wassers in den Haushalten stieg in den letzten Jahren kontinuierlich an. Betrug er 1950 noch 85 Liter, wurden 1970 schon 124 Liter gemessen. Er liegt jetzt bei 150 Litern. Hiervon wird nur der geringe Teil von 6,5 Litern zum Trinken und Kochen genutzt, je 7,5 Liter für

Geschirrspülen und Putzen, 34,4 fürs Wäschewaschen, 38,4 Liter für die Toiletten-Wasserspülung, 53,6 Liter für Baden und Duschen, und ca. 2,1 Liter gehen durch tropfende Wasserhähne verloren. Nur ca. 4 Prozent des täglichen Wasserbedarfs werden zum Trinken und Kochen verwendet!

Diese Mengenangaben beziehen sich auf den Verbrauch einer modernen Großstadtwohnung, auf dem Land liegt er niedriger. Besonders in Großstädten treten jedoch eine Vielzahl kommunaler Wasserverbrauchseinrichtungen auf, die dem Pro-Kopf-Verbrauch zugerechnet werden müssen. Dies sind die städtischen Schwimmbäder, die Straßenreinigung, die Pflege der Grünanlagen, der Wasserbedarf der städtischen Verkehrsbetriebe und vieles andere mehr. Dadurch ist der tatsächliche Wasserverbrauch pro Einwohner natürlich viel höher. In Großstädten beträgt er zwischen 300 und 600 Litern am Tag: Amsterdam 180 Liter, Belgrad 250 Liter, Prag 470 Liter, New York 600 Liter, Moskau 650 Liter. In den industriellen Ballungszentren rechnet man mit einem Anstieg bis zum Ende dieses Jahrhunderts bis zu 1000 Liter pro Einwohner! Das würde ein Anstieg auf das Sieben- bis Achtfache innerhalb eines Jahrhunderts bedeuten! (In Gebieten mit weniger entwickelter Infrastruktur, wie in Afrika, liegt der Pro-Kopf-Verbrauch z. Zt. nur bei ca. 25 Liter pro Tag!)

Aber der private Verbraucher ist mit einem Verbrauch von 50 Kubikmeter Wasser pro Jahr nur ein »Kleinverbraucher«. Die wirklich großen sind die Industrie und die Landwirtschaft.

Die Industrie verbraucht pro Jahr etwa 15 Milliarden Kubikmeter Wasser, und die Kraftwerke benötigen jährlich etwa 26 Milliarden Kubikmeter Kühlwasser. Der Wasserbedarf zur Herstellung von 1 Kilogramm Kunststoff beträgt 250 bis 500 Liter Wasser, für 1 Tonne Stahl liegt er bei 30 000 bis 50 000 Liter Wasser.

Aber auch durch die weltweite Intensivierung der Landwirtschaft vergrößert sich der Wasserverbrauch rapide, und das Wasser beginnt bereits in einigen Regionen der Erde Mangelware zu werden, besonders wenn es durch wirtschaftliche »Umlenkungen« anderen Zwecken zugeführt wird. Ein bedeutsames Beispiel ist der Aralsee mit seiner Fischwirtschaft, der zugunsten einer intensiven industriellen Baumwollwirtschaft trockenfällt.

3. Kapitel

Wasser ist mehr als nur Materie

> Das Prinzip aller Dinge ist das Wasser;
> aus Wasser ist alles,
> und ins Wasser kehrt alles zurück.
> *Thales von Milet*

Wasser ist H_2O. Das ist doch ganz klar, das haben wir doch in der Schule gelernt, im Chemieunterricht, und im Physikunterricht haben wir dann noch einiges über Wasserkraft dazugelernt.

Aber ist das schon alles? Ist Wasser nur ein Stoff, der sich in einer chemischen Formel ausdrücken läßt, ausgestattet mit chemischen und physikalischen Eigenschaften, die nur im materiellen Bereich liegen, ein Stoff, der allenfalls noch mit gewissen energetischen Eigenschaften versehen ist?

Wer sich näher mit dem Element Wasser befaßt, wird staunen, welch ein Wunderwerk dieses Wasser ist, wie geheimnisvoll und unbekannt es uns im Grunde immer noch ist, trotz aller Informationen, die wir täglich erhalten. Wasser ist weit mehr als »nur« Materie, es ist Energie, es ist ein Energieträger, es ist ein Informationsträger, es ist Raum, es ist Zeit. Wasser durchzieht alle Dimensionen des Lebens, es ist die Grundlage allen Lebens. Es ist ein äußerst vielseitiges Medium, und ohne diese Vielseitigkeit wären die vielfältigen Funktionen, die das Wasser in der Natur und im Menschen ausübt, nicht möglich.

Wasser als Materie

Wasser ist natürlich zunächst einmal wirklich das, was wir mit der chemischen Formel H_20 bezeichnen. Es ist eine chemische Verbindung der Gase Wasserstoff, griech. Hydrogenium, und Sauerstoff, griech. Oxygenium. In einer chemischen Bindung eines Sauerstoffatoms mit zwei Wasserstoffatomen bildet sich ein winziges Molekül, das Wassermolekül. Dieses Wassermolekül ist ein wahrer Winzling, etwa ein Zehnmillonstel Millimeter klein. 10 Milliarden von diesen Winzlingen passen in einen Stecknadelkopf. Können Sie sich vorstellen, wieviele dieser Moleküle nötig sind, um eine Talsperre zu füllen?

Aber so winzig die Wassermoleküle auch sind, sie sind überall zu finden: Sie verbinden sich zu einem Netz von Flüssigkeit, das alle Materie durchzieht, in mehr oder weniger ausgeprägter Form, das wie ein Raster unseren Planeten durchzieht, von der saftigen Wassermelone bis zum von der Sonne ausgedörrten Felsen. Wasser durchzieht alle Materie und ist selbst Materie.

Bei einer Molekülbindung bildet aufgrund der elektrischen Ladungen der beteiligten Atome das Sauerstoffatom mit den beiden Wasserstoffatomen einen V-förmigen Winkel von 104,5 Grad. Die elektrischen Ladungen sind auch für den entscheidenden Dipolcharakter des Wassermoleküls verantwortlich: das Sauerstoffatom an der Spitze des V-Winkels hat eine schwach negative Ladung (Minuspol des Moleküls), die zwei Wasserstoffatome schwach positive Ladungen (Pluspole des Moleküls). Durch diese Dipolanordnung erhält das Wassermolekül seine typischen Eigenschaften: Bei der Elektrolyse wird Wasser in seine Bestandteile zerlegt, indem es an der Kathode (Minuspol) Wasserstoff und an der Anode (Pluspol) Sauerstoff im Verhältnis 2:1 abscheidet. Entsprechend hat der Wasserstoffpol des Wassermoleküls eine Affinität zu Anionen, der Sauerstoffpol zu Kationen. Außerdem wirken diese positiven und negativen Ladungen der Atome durch ihre Anziehungskräfte auf andere H_20-Moleküle, so daß sich mehrere Wassermoleküle über Wasserstoffbrükken aneinander binden und somit, wie Wissenschaftler annehmen, dreidimensionale Netzwerke unterschiedlicher Größe, sogenannter Cluster (= Molekülhaufen) bilden können $(H_20)_x$.

Die besondere Struktur der Wassermoleküle und ihre durch die Wasserstoffbrücken erreichten Clusterbildungen sind offensichtlich der Schlüssel für die typischen Verhaltensweisen des Wassers.

Es scheint so, als wäre die Clusterbildung eine neue Aggregatform neben fest, flüssig, gasförmig, kristallin und kolloidal. Denn Cluster unterscheiden sich durch ihre Entstehung von anderen Aggregatzuständen: An ein einzelnes Molekül lagern sich nacheinander weitere an, jedoch nicht nach üblichem Kristallbaumuster, sondern die Cluster ordnen sich während des Wachstumsprozesses ständig, z. B. spiralförmig, um. Am Ende des Bildungsprozesses kommen dann die Cluster der Kristallstruktur nahe. Nach dem Übergang in die Kristallstruktur ist die Clusterbildung abgeschlossen, es findet keine Umstrukturierung mehr statt. Damit hat das Cluster seinen endgültigen Energie- und Informationsgehalt erhalten.

Diese ganzen Strukturbildungen sind zwar für die Qualität und Funktionen des Wassers immens wichtig, aber noch wenig erforscht. Gesichert scheint zu sein, daß Wasser ein sogenanntes Zwei-Phasen-System bildet: Es besitzt einen Anteil ungeordneter Wassermoleküle (die sogenannte normal-flüssige Phase) und gleichzeitig einen anderen Anteil geordneter Wassermoleküle (die sogenannte kristallin-flüssige Phase). Die energetischen Bindungen in der normal-flüssigen Phase sind sehr gering, während die energetischen Bindungen in der kristallin-flüssigen Phase, deren Struktur einen gleich hohen Ordnungsgrad wie die Kristalle besitzt, sehr hoch sind. Dies besagt, daß Wasser mit Struktur durch die zwischenmolekularen Kräfte eine hohe Bindungsenergie hat. Sie führt zur Bildung von Wasserstoffbrücken, die die Voraussetzung für die Strukturbildung sind, und zur Verbindung mehrerer hundert Wassermoleküle.

Die Clusterstruktur ist sehr labil, ihre Bildung und Lösung hängt sehr stark von der Temperatur oder anderen Energieanreicherungen der Wassermoleküle ab. Temperaturänderungen bewirken Umbildungen der Wasserstrukturen und damit Wechsel zwischen den Aggregatzuständen »fest« = Eis, »flüssig« = Wasser, »gasförmig« = Dampf und »kolloidal«.

Tatsächlich finden sich im flüssigen Wasser sowohl in Clustern gebundene Wassermoleküle als auch freie (monomere) Wassermoleküle. Die Bindungen sind jedoch nicht statisch, sondern die Cluster lösen sich immer wieder auf und binden sich immer wieder neu. So sind die Wassermoleküle mal ungebunden, mal gebunden.

Die Clusterstruktur ist der Schlüssel zum Verhalten des Wassers, die Cluster speichern Energien und Informationen und somit wird das Wasser ein Energie- und Informationsträger ersten Ranges. Und nur deshalb ist es »lebendig« oder »tot«, kann es uns krank oder gesund machen. Verantwortlich für unsere Gesundheit oder Krankheit sind also nicht allein die chemischen Inhaltsstoffe als solche, die eine Reihe lokaler chemischer Prozesse auslösen oder die im Körper abgelagert werden und damit bestimmte Funktionen blockieren können, sondern mitverantwortlich sind die Frequenzen und Informationen dieser Inhaltsstoffe, die sich auf das Wasser übertragen und die von dort aus das Regulationsgeschehen des Körpers beeinflussen. Diese äußerst wichtige Erkenntnis wird uns in diesem Buch immer wieder beschäftigen.

Die Wassermoleküle haben nun ganz ungewöhnliche Eigenschaften, die alle Gesetze der Chemie und Physik auf den Kopf stellen, und die gerade deshalb erst das Leben auf diesem Planeten ermöglichen.

Als Erstes: Es gibt verschieden schwere Wässer. Denn vom Wasser sind drei Isotope bekannt. Diese bilden sogenanntes leichtes, schweres und überschweres Wasser. »Unser« Wasser, H_20, ist das sogenannte leichte Wasser, bestehend aus einem Proton und einem Elektron. (Es ist auch das leichteste chemische Element.) Wenn sich aber im Atomkern ein Proton und ein Neutron zu einem Deuterium vereinigen, dann wird bei der Molekülbildung aus zwei Deuteriumatomen und einem Wasserstoffatom das sogenannte schwere Wasser mit der chemischen Formel D_20; und wenn sich gar ein Proton mit zwei Neutronen zum radioaktiven Tritium vereinigt, dann bilden zwei Tritiumatome und ein Wasserstoffatom das überschwere Wasser mit der chemischen Formel T_20. Diese Varianten des Wassers sind aber nur in der Chemie bedeutend. Sie kommen in der Natur nur in sehr geringem Ausmaß vor, im natürlichen Wasser z. B. bei Deuterium nur zu 0,016 Prozent, der Anteil des Tritium am natürlichen Wasser ist 10^{-15}. Deshalb können wir es bei unseren Betrachtungen vernachlässigen und wenden uns wieder »unserem« H_20-Wasser zu.

Durch die erwähnte unterschiedliche Elektronegativität von Sauerstoff und Wasserstoff ergibt sich eine Polarisierung des H_20-Moleküls, also ein elektrischer Dipol mit Plusladung und Minusladung, charakterisiert durch die Polarität von Form (der Struktur des Wassers) und Inhalt (der Energie und der Information). Beide zusammen – Form und Inhalt – verleihen dem Wasser jene Eigenschaften, die es nach den Gesetzen von Chemie und Physik gar nicht haben dürfte, die aber, wie oben schon gesagt, die Voraussetzungen für das Leben auf unserem Planeten sind.

Das Wichtigste: Wasser dürfte gar nicht flüssig sein. Weil seine Ausgangselemente Gase sind, müßte Wasser gasförmig sein. Das ist es aber bekanntlich nur bei Temperaturen über 100 Grad C.

Wasser gefriert bzw. schmilzt bei 0 Grad C und siedet bzw. verdampft bei + 100 Grad C. Das ist für uns normal. Aber diese »Normalität« beruht zunächst einmal darauf, daß Schmelzpunkt und Siedepunkt zwei Hauptwerte der Celsius-Thermometerskala sind, die nach dem Verhalten des Wassers festgelegt wurden.

Wasser müßte bei 0 Grad C eigentlich ein Gas sein. Stattdessen gefriert es bei 0 Grad C – oder taut, je nachdem, welchen Standpunkt man hat. Dabei hat es mit 0 Grad C einen – gemessen an anderen Stoffen – anormal hohen Gefrierpunkt. Normal wäre nach den Gesetzen der Chemie bzw. des Periodensystems der Elemente ein Gefrierpunkt von etwa –120 Grad C. Übrigens gefriert Meerwasser, das gelöste Salze enthält, erst bei –2,2 Grad C. Je dichter die wäßrige Lösung ist, desto niedriger kann die Temperatur sein, ohne daß die Lösung gefriert. Einige Fische in der Antarktis haben glyzerinähnliche Partikel im Blut, die sie in Meerwasser- und bei Körpertemperaturen von –4 Grad C überleben lassen.

Wasser hat mit +100 Grad C einen – gemessen an anderen Stoffen – anormal hohen Siedepunkt. Aufgrund seines Molekulargewichts müßte er eigentlich bei –75 Grad C liegen. Flüssiges Wasser gäbe es dann nur an den Polen und auch nur an den kältesten Tagen. Wissenschaftler gehen davon aus, daß der anormal hohe Siedepunkt dadurch zustandekommt, daß zum Aufbrechen der Wasserstoffbrücken, Voraussetzung für das Sieden, eine höhere Wärmeenergiezufuhr nötig ist.

Die Differenz zwischen Gefrierpunkt und Siedepunkt des Wassers beträgt bei der Celsiusskala 100 Grad, bei seiner Molekülgröße müßte sie etwa bei 25 bis 30 Grad Celsius liegen.

Die Dichte des Wassers nimmt bei steigender Temperatur im Gegensatz zu anderen Elementen zunächst zu. Erst bei 4 Grad C hat Wasser seine größte Dichte (genau bei 3,98 Grad C). (Wasser ist also bei 4 Grad C am schwersten.) 1 cm^3 destilliertes Wasser wiegt bei 4 Grad C 1 Gramm, bzw. 1 Liter wiegt 1 Kilogramm. Die Dichte von Eis ist also geringer als die Dichte von flüssigem Wasser; Eis hat bei gleichem Gewicht ein um 9 Prozent größeres Volumen als flüssiges Wasser, weil beim Gefrieren vermehrt Kristallstrukturen entstehen, die durch ihre Wasserstoffbrücken Hohlräume bilden. Aus diesem Grund platzen mit Wasser gefüllte Glasflaschen, wenn's friert, und deshalb verliert das Eis beim Schmelzen an Volumen. Diese Vorgänge sind für uns ein Segen. Wäre es nämlich anders, hätte Eis eine größere Dichte als flüssiges Wasser, wäre es also schwerer als flüssiges Wasser, würden die Eisschollen nicht auf dem Wasser schwimmen, sondern sie würden auf den Meeresgrund sinken und dort dicke Eisschichten bilden, die alles Leben im Wasser erstickten. Im tieferen Wasser können sie auch nicht auftauen, weil die Wärme der Sonnenstrahlen bestimmte Tiefen nicht mehr erreicht. Auf dem Grunde tiefer Seen würde sich »ewiges Eis« bilden und Leben wäre unmöglich. Tatsächlich aber sinkt natürlich das dichteste Wasser – von 4 Grad C – auf den Grund und ermöglicht dort das winterliche Überleben der an diese Temperaturen angepaßten Pflanzen und Tiere. Die oberflächliche Eisschicht schützt das tiefere Wasser vor zu großer Kälte und somit das Leben vor dem Erfrieren. Auch die Bildung der Eiskristalle (wie die Bildung der Kristalle in flüssigem Wasser) wird überwiegend durch den Dipolcharakter der Wassermoleküle und ihre Wasserstoffbrücken bestimmt.

Wasser ist ein guter Wärmespeicher. Denn Wasser nimmt beim Erwärmen viel Energie auf und gibt sie nur langsam wieder ab. Erwärmen bedarf hoher Energie, weil die Wasserstoffbrükken, die die Wassermoleküle bei Normaltemperatur aneinander binden, nur durch Wärmeenergie aufgebrochen werden können. Nach den Erkenntnissen der Wissenschaft sind bei 0 Grad C etwa 700 Wassermoleküle über Wasserstoffbrücken zu Clustern vernetzt, bei Zimmertemperatur etwa 400, bei 100 Grad C noch 50, verclustert, erst bei ca. 400 Grad C sind sämtliche Wasserstoffbrücken aufgebrochen und nur noch Einzelmoleküle vorhanden. Brechen die Cluster nun auf, verliert das Wasser an Energie und Information. Auf diesen Vorgang werden wir noch zurückkommen. Erst nach dem Aufbrechen der Wasserstoffbrücken kann die Wärme in freie Beweglichkeit der Moleküle umgesetzt werden und sich das Wasser durch Bewegung ausdehnen. Deshalb bleibt Wasser so ungewöhnlich lange flüssig – volle 100 Celsiusgrade lang – bevor es in den gasförmigen Dampfzustand übertritt. Diese Wärmeenergie wird nun im Wasser gespeichert und beim Abkühlen nur langsam abgegeben. In der Natur kommt es zu mehreren Folgen, die wiederum Voraussetzungen für unser Leben sind: Die gewaltigen Wassermengen der Weltmeere wirken wie eine gigantische Klimaanlage, die die jahreszeitlichen Temperaturschwankungen unserer Erde durch Wärmeaufnahme und Wärmeabgabe ausgleicht; die großen marinen Wärmeströme der Erde erwärmen die umliegenden Regionen, wie der Golfstrom die arktischen Gebiete bis nach Norwegen hinauf. Folge für die Technik ist: Wasser kann Dampfturbinen und Dampfmaschinen antreiben, weil es sich beim Verdampfen auf das 1600fache ausdehnen kann. Die beim Abkühlen abgegebene Wärmeenergie kann in andere Energieformen umgewandelt und somit genutzt werden.

Wasser kann in engen Röhren, wie Pflanzen- oder Baumadern, die Erdgravitation überwinden. Zwischen den Molekülen des Wassers und höhergelegenen Sauerstoff- und Stickstoffatomen der Gefäßwand bilden sich Wasserstoffbrücken, die Gefäßwand und Wasser chemisch verbinden. Mit der Wasseroberflächenspannung »zieht« sich das Wasser auf das Niveau der oberen Gefäßwand-Sauerstoffatome bzw. -Stickstoffatome hoch und nimmt dabei über Wasserstoffbrücken das darunterliegende Wasser mit hoch. Anschließend bilden sich neue Wasserstoffbrücken mit höherliegenden Gefäßwandatomen, die Oberflächenspannung zieht das Wasser wieder hoch und so weiter. Auf diese Weise kann Wasser gegen die Schwerkraft bis in die Wipfel hoher Bäume »klettern«.

Eine andere Form der Überwindung der Schwerkraft erzielt Wasser in kolloidalen Lösungen, wie in Zellen und Blutadern. Die Kolloide zeichnen sich dadurch aus, daß die in ihnen gebundenen Partikel nicht dem Gesetz der Schwerkraft entsprechend nach unten sinken, sondern in der Schwebe bleiben. Auf dieses für die Zellfunktionen lebensnotwendige Phänomen werden wir später zurückkommen.

Wir erkennen: Wenn sich die Wassermoleküle so verhalten würden, wie sie es eigentlich nach den Gesetzen der Chemie müßten, dann würde unsere Welt anders aussehen. Aber warum verhält sich das Wasser nun so und nicht anders? Kann es ein Zufall sein, wenn sich Wasser als Grundlage des Lebens auf diesem Planeten so anders verhält als es sich eigentlich verhalten müßte? Ist es angesichts dieses geheimnisvollen Wunders vermessen, dahinter einen intelligenten Plan zu vermuten?

Wasser als Energie und Energieträger

Die Physik erlebte nach der Jahrhundertwende eine der größten Überraschungen in ihrer Geschichte. Sie erkannte, daß Materie und Energie gleichwertig (äquivalent) und ineinander umwandelbar sind. Sie entdeckte, daß die »Atome«, aus denen die Moleküle bestehen, nicht unteilbar sind, wie es das Wort »Atom« (griech, atomos = unteilbar) seit Aristoteles behauptet, sondern daß die Atome aus Protonen, Neutronen und Elektronen bestehen, und diese wiederum aus noch kleineren Korpuskeln, wie den Quarks und Leptonen. Sie erlebte das Unfaßbare: daß Licht je nach Analysemethode Welle oder Teilchen (Photon) und somit Welle und Teilchen zugleich ist. Sie erlebte das Unglaubliche: daß Materie zugleich Korpuskel und elektromagnetisches Feld ist. Albert Einstein sprach es dann in dieser seiner berühmten Formel aus: $E = mc^2$, Materie und Energie sind einander äquivalent (gleichwertig). Materie ist zugleich Energie, verdichtete Energie wird zu Materie.

Warum ist diese Erkenntnis für uns wichtig? Sie bedeutet nicht weniger, als daß Wasser als Materie gleichzeitig Energie ist und darüber hinaus ein Träger elektromagnetischer Schwingungen, also ein Energieträger ist. Wasser ist als elektrischer Dipol in der Lage, auf elektromagnetische Wellen zu reagieren, indem es in Schwingung versetzt wird und dabei seine Struktur ändert. Diese Änderungen der Wasserstrukturen sind abhängig von der erhaltenen Energiemenge. Da andererseits Struktur und Funktion zusammenhängen, muß die zugelassene Energiezufuhr begrenzt sein, um die erforderlichen Funktionen zu ermöglichen. Eine zu starke Energiezufuhr würde über eine unphysiologische Strukturänderung auch die Funktion des Wassers stören.

Wasser greift also als Energieträger und Informationsträger, wie wir gleich sehen werden, direkt in die energetisch-informationellen Regulationsvorgänge des Körpers ein. Dieser für unsere Gesundheit immens wichtige Aspekt wird bei der chemischen Analyse von Wasserqualitäten vollkommen vernachlässigt, weil sich die Wasseranalysen nur auf die chemischen Inhaltsstoffe und ihre Grenzwerte beziehen. Aber Wasser ist viel viel mehr, und wahrscheinlich wird eines Tages, wenn diese Erkenntnisse in unser Bewußtsein eindringen, das Wissen um den energetischen Gehalt und den damit zusammenhängenden informationellen Gehalt wichtiger sein als das Wissen um den materiellen Aspekt der Inhaltstoffe. Dann nämlich, wenn die Medizin erkennt, daß für die Gesundheit bzw. die Krankheit eines Menschen die Regulationsfähigkeit seines Körpers und seine elektromagnetischen Schwingungen zuständig sind.

Diese Erkenntnis bestimmt die Qualität des Wassers als Träger von Schadstoffen und des Wassers als Heilmittel. Das heißt also, daß Wasser nicht nur auf seine Mineral- und Schadstoffgehalte hin analysiert werden muß, sondern daß es auch und vor allem auf seine energetischen und informationellen Gehalte hin untersucht werden muß, weil sie auf den Menschen ebenso einwirken wie die materiellen, wenn nicht sogar intensiver.

Das Problem ist, daß sich die elektromagnetischen Schwingungen der Schadstoffe auf das Wasser übertragen! Durch die Aufbereitung werden aber nur die Schadstoffe selbst entfernt, und die gespeicherten Schwingungen der Schadstoffe bleiben im Wasser erhalten. Dazu sagt Ludwig: »Während unser Trinkwasser also chemisch rein ist, ist es physikalisch nach wie vor schadinformationsbelastet. Nicht die chemische Substanz ist es, die dann auf den Organismus wirkt, wenn man dieses Wasser trinkt, sondern (ihre) ungünstigen Frequenzen.«

Hat das Wasser erst einmal Schadstoffe aufgenommen, dann

nützt ihre Entfernung in energetischer Hinsicht nicht viel, denn ihre störenden elektromagnetischen Schwingungen sind der Wasserstruktur aufmoduliert und bleiben im Wasser gespeichert.

Das ist der Grund, weshalb die so gut wie nicht beachtete Struktur des Wassers so bedeutsam für den energetischen und informationellen Gehalt des Wassers ist: Alle drei Gehalte bestimmen die Wirkung des Wassers auf uns.

Wie wird diese so wichtige Energie aufgenommen, gespeichert und wieder abgegeben? Energetische Einflüsse bestimmen wahrscheinlich die Struktur der erwähnten Cluster. Mit anderen Worten: Wassermolekül-Cluster werden durch Energieaufnahme geformt, dadurch kann Energie gespeichert und abgegeben werden; die Clusterstruktur des Wassers und der Energiegehalt des Wassers stehen in Wechselwirkung. Unterschiedliche elektrische Schwingungen (Frequenzen) bewirken unterschiedliche Clusterstrukturen, unterschiedliche Clusterstrukturen repräsentieren unterschiedliche Energiegehalte.

Der Amerikaner Flanagan belegt anhand seiner Forschungsergebnisse, woher diese Energie kommt, wie sie auf das Wasser übertragen wird und wie sie zur Strukturbildung des Wassers führt.

Er schließt, daß in der Natur Mineralien bzw. ihre Ionen oder kolloidale Mineralien bzw. ihre kolloidalen Ionen zunächst von biologischen Materialien ummantelt werden. Unter Kolloiden müssen Sie sich winzige unlösbare Mineral- oder Elektrolyt-Partikel in den Größen von 1 bis 1000 Nanometern (1000 Nanometer = 1 Millionstel Meter) vorstellen. Die Ummantelung erfolgt durch Albumine, Albuminoide und Polysaccharide. An diesen »Mantel« lagern sich gleich- oder gegenpolige Elektrolyte an. Je nach der dadurch folgenden Erhöhung oder Zerstörung (Neutralisierung) bzw. Reduzierung der elektrischen Ladung der

Kolloide werden diese in ihrer biologischen Wirkung für den Organismus nutzbar oder nicht nutzbar.

Kolloide sind der Kern energetischer Felder. Durch die Anziehung ebenfalls elektrisch geladener Wassermoleküle bilden sie Wasserstrukturen, die die Voraussetzung für das Leben sind. Die durch Anlagerung gegenpoliger Elektrolyte neutralisierten Kolloide sind keine Kerne mehr, die Wassermoleküle schwimmen um sie herum, ohne Energie oder Information aufnehmen zu können.

Für die für das Leben notwendigen Kolloide ist es also immens wichtig, welche Ladungen die Mineralien bzw. Elektrolyte tragen. Da die Elektrolyte im Kern der Kolloide negativ geladen sind, ist eine Zufuhr überwiegend positiv geladener Nahrungsmittel, wie kationisch bestimmte Mineralwässer, dem Organismus abträglich, während eine überwiegend negativ geladene Zufuhr, wie anionisch bestimmte Mineralwässer, die Energie des Organismus erhöht.

Für uns bedeutet das, daß das Problem der sogenannten anorganischen und sogenannten organisch gebundenen Mineralien dem der negativen oder positiven elektrischen Ladung unterzuordnen ist.

Zu den kationischen Elektrolyten zählen Aluminium, Ammonium, Barium, Cäsium, Calcium, Eisen, Kalium, Kupfer, Lithium, Magnesium, Mangan, Natrium, Nickel, Rubidium, Silber, Strontium. Zu den anionischen Elektrolyten zählen Arsen/Hydrogenarsenat, Bromid, Karbonate/Hydrogenkarbonat, Chloride, Citrate, Fluoride, Jodide, Nitrat, Nitrit, Phosphate/Hydrogenphosphat, Sulfate.

Die elektrisch geladenen Kolloide sind für die Bildung von Wasserstrukturen verantwortlich. Da die durch Wasserstoffbrükken verbundenen Wassermoleküle kristallähnliche Strukturen mit eingelagerten freien Wassermolekülen bilden, wird das so umstrukturierte Wasser flüssigkristallin oder quasikristallin genannt. Flüssigkristallin ist es vor allem in den Zellen und gibt dem Zellwasser den typischen Charakter, »das Leben«.

Typisch für Kolloide ist, daß sie sich in einem der Gravitation entziehenden Schwebezustand befinden, der dadurch bedingt ist, daß sich ihre negativen Ladungen gegenseitig abstoßen (und dabei ein elektrisches Feld aufbauen). Kolloide, deren negative Ladung durch sich anlagernde gegenpolige Elektrolyte aufgehoben wird, lagern sich aneinander an und verklumpen. Diesen Prozeß kennen wir in Form der Blutgerinnung.

Eine Neutralisierung (Zerstörung) der elektrischen Ladungen der Kolloide wird aber nicht durch gegenpolige Elektrolyte bewirkt, sondern kann ebenfalls durch elektromagnetische Felder mit extrem niedrigen Frequenzen (ELF), wie sie Fernsehgeräte, Computer, Waschmaschinen, Haushaltsstrom und Leuchtstoffröhren verbreiten, aber ebenso Schwermetalle, Toxine und freie Radikale in Form positiver Ionen, Stressoren und bearbeitete Nahrungsmittel um sich haben, hervorgerufen werden.

In diesem Sinne können Krankheit und auch Alter als Schwächung des elektrischen Potentials der körpereigenen Kolloide durch Zerstörung ihrer elektrischen Ladung gesehen werden, weil die Wasserstruktur, die die körperlichen Funktionen wie die Regulationsvorgänge ermöglicht, verlorengeht. Folge ist die Schwächung der Leistungsfähigkeit hinsichtlich Abwehrkraft, Anpassungsfähigkeit usw.

Der menschliche Organismus muß aufgenommenes (Trink-) Wasser mittels selbst hergestellter Kolloide strukturieren. Nur strukturiertes Wasser kann seine lebenswichtigen Funktionen erfüllen. Ein solches strukturiertes Wasser ist ein nach Flanagan mit Flüssigkristallkolloidkonzentrat versetztes Wasser.

Diese Clusterstruktur des Wassers kann mit einem Spektroskop untersucht werden. Dabei wird das Wasser in seine Spektralfarben zerlegt. Die gewonnenen Farbspektren unterschiedlicher Wasserproben zeigen unterschiedliche Frequenzen und damit auch unterschiedliche Wellenlängen auf. Da diese Unterschiede von unterschiedlichen elektromagnetischen Feldern herkommen, hat man daraus geschlossen, daß sie unterschiedliche Wasserstrukturen repräsentieren und daß die eingebrachte Energie in den Strukturen gespeichert ist.

Durch spektroskopische Untersuchungen ist die Bipolarität des Wassers als Materie und Energie bzw. Energieträger wissenschaftlich abgesichert. Jetzt fragt sich nur, was die Medizin aus dieser Erkenntnis für die Diagnose und Therapie von Krankheiten bzw. ihre Beeinflussung beim Einsatz von Wasser macht. Hier stehen wir noch sehr am Anfang: Wenn wir uns mit den krankmachenden und heilenden Aspekten des Wassers beschäftigen, werden wir ein paar Schlußfolgerungen ziehen und vorstellen.

Eines steht schon jetzt fest: Als Therapeuten dürfen wir Wasser zukünftig nicht nur nach seinen materiell-chemischen Aspekten beurteilen. Wir müssen bedenken, daß die unterschiedlichen elektromagnetischen Frequenzen des Wassers die Schwingungscharakteristika des menschlichen Organismus beeinflussen. Wie wichtig das sein kann, wissen wir, seit bekannt ist, daß Wasser Allergien verursachen kann, und daß die im Wasser enthaltenen Allergene oder ihre Schwingungen nicht allein verantwortlich sind, sondern auch der Energiegehalt des Wassers bzw. seine Frequenzen, was Cyril W. Smith von der Salford Universität in England experimentell beweisen konnte.

Die Einflüsse von Wasserfrequenzen auf den Körper können mit den Methoden der bioelektronischen Regulationsdiagnose untersucht werden. Hierauf werden wir später kommen.

Wodurch wird nun diese Wirkung auf den menschlichen Organismus hervorgerufen, wodurch entstehen Störungen oder Heilprozesse? Die Kybernetik lehrt uns, daß alle Prozesse in Technik und Biologie von Informationen gesteuert werden. Dabei kann es sich um bewußte Steuerungen handeln (bewußtes Tun) oder um unbewußte Steuerungen (Herzschlag). Das Prinzip ist die Steuerung durch Informationen. Da das Wasser etwas bewirkt, muß es jenseits des Energetischen offensichtlich auch Informationen aufnehmen, speichern und abgeben.

Wasser als Informationsträger

Es ist noch nicht ganz gesichert, welche physikalischen Vorgänge bei der Informationsaufnahme, -speicherung und -abgabe ablaufen. Sehr wahrscheinlich erfolgt die Aufnahme und Speicherung von Informationen durch Speicherung bestimmter Frequenzen bei gleichzeitiger Änderung der Wasserstruktur. Dabei nimmt das Wasser die erhaltenen elektromagnetischen Informationen auf, speichert sie und gibt sie durch Informationsübertragung an andere Wasser-bzw. an sonstige andere Moleküle ab.

Es geht dabei um die Informationsaufnahme von einem Sender, beispielsweise den elektromagnetischen Wellen der Sonne, einer chemische Substanz, einem Lebensmittel usw., auf einen Informationsträger, wie Wasser oder Alkohol, aber auch auf andere Materialien, und die Informationsabgabe von diesem Informationsträger auf einen Empfänger, wie den Menschen.

Durch seinen Dipolcharakter, der Antennenwirkung hat, und die Fähigkeit seiner Strukturänderung ist das Wasser ganz besonders zur Aufnahme elektromagnetischer Schwingungen und damit zur Aufnahme von Informationen geeignet. Dabei sind Energie und Information nicht gleichzusetzen, sondern die Energie steht in Wechselwirkung mit der Information, die Moleküle des Wassers richten sich also in ihrer Anordnung nach dem Informationsgehalt der Energie der Wassermoleküle. So ist das Wasser Empfänger, Speicher und Sender von Informationen; es kann seine gespeicherten Informationen an lebende Organismen, wie den Menschen, abgeben.

Und hier liegt das Geheimnis der Wirkung homöopathischer Hochpotenzen, die ja keine Moleküle der Ausgangssubstanz mehr enthalten: Das Wasser oder der Alkohol, die das Verdünnungsmittel für die Ausgangssubstanz, beispielsweise für Arnika, waren, werden mit zunehmender Potenzierung, d. h. Verdünnung und Verschüttelung, zum Informationsträger, aus der die Ausgangssubstanz durch die zunehmende Verdünnung verschwindet und die Information durch die Verschüttelung verstärkt wird.

Aufgrund der zweihundertjährigen Erfahrung mit der Homöopathie kann eigentlich kein Zweifel mehr bestehen, daß Wasser und auch Alkohol eine Art *Gedächtnis* haben, das die gespeicherte Information über einen langen Zeitraum behält. Dieses »Gedächtnis« ist wahrscheinlich die erwähnte Struktur der Flüssigkeit. Die zeitliche Haltbarkeit dieser Speicherung ist allerdings noch nicht eindeutig definiert. Sie dauert offensichtlich jahrzehntelang, wird aber von vielen Faktoren beeinflußt (Störfaktoren). In der Homöopathie beispielsweise hat man gelernt, daß die der Trägersubstanz aufmodulierten Informationen durch andersartige starke Schwingungen gelöscht werden können, z. B. indem man das homöopathische Mittel einem Magnetfeld oder starker Sonneneinstrahlung aussetzt.

Nachdem Sie die materiellen, energetischen und informationellen Aspekte des Wassers kennengelernt haben, werden Sie wahrscheinlich fragen: Ja, wie wirkt Wasser denn nun eigentlich?

Wirkt es hauptsächlich auf der materiellen, der energetischen oder der informationellen Ebene? Dies ist eine wichtige Frage, denn die Wirkungen sind auf jeder dieser Ebenen spezifisch. Die Antwort lautet natürlich: Wasser wirkt auf allen drei Ebenen gleichzeitig. Bei seiner Wassertherapie müßte der Therapeut alle drei Ebenen berücksichtigen. Die Notwendigkeit ist aufgrund des vorliegenden Wissens gegeben, aber noch gibt es keine umfassende Theorie, und erst recht gibt es keine ausreichenden praktischen Erfahrungen. Zwar gibt es schon Lösungen für Detailprobleme, jedoch sind diese weder bei Therapeuten noch bei Privatleuten so akzeptiert und bekannt, daß sie wirklich einer breiten Bevölkerungsschicht zugänglich sind. Da sich in absehbarer Zukunft die Wasserqualität wahrscheinlich nicht bessern wird, wird es notgedrungen dazu kommen müssen, daß jeder Haushalt für sein eigenes gutes Trinkwasser sorgt.

Wasser ist Raum

Wasser breitet sich als Materie im Raum aus. Diese Ausbreitung ist jedoch kein statischer Zustand, sondern wie alles in der Natur ein Prozeß. Erst wenn wir Natur und Wasser als einen Prozeß erkennen, können wir einige der geheimnisvollen Eigenschaften des Wassers erkennen:

Wasser ist ein polares Element: Dies zeigt sich in seinem Dipolcharakter: Wassermoleküle haben positive und negative Pole. Es zeigt sich in seiner Temperatur: Wasser ist heiß und kalt. In der Polarität der Wasseraggregatzustände: Wasser ist fest, flüssig und gasförmig. Beim flüssigen Wasser finden wir Ebbe und Flut in der Natur und diese vielleicht auch in den Körperflüssigkeiten des Menschen. Vielleicht hat die »Mondsüchtigkeit« etwas mit dem Wasser-Informations-Gehalt des Gehirns zu tun? Wir finden die Polarität in der Welle: Die Wasserwelle hat einen Wellenberg und ein Wellental. Und wir finden sie in den Extremen des Wasserkreislaufs: in der Individualität des Wassertropfens und der Einheit des Meeres.

Wasser ist ein dynamisches Element: Viele philosophische Gedanken und Erkenntnisse wurden dem Wasser abgeschaut. So der berühmteste Satz des Griechen Heraklit (550 v. Chr. bis 480 v. Chr.): panta rhei, alles fließt. In diesem Fließen verwirklicht sich die Dynamik der Natur. Leben ist Bewegung.

Alles fließt aus und ein,
alles hat seine Gezeiten,
alle Dinge steigen und fallen,
das Schwingen des Pendels zeigt sich in allem:
das Maß des Schwunges nach rechts
ist das Maß des Schwunges nach links;
Rhythmus kompensiert.
Kybalion

Wasser ist ein schwingendes Element: Die kleinste Schwingung des Wassers ist die seiner Elektronen um seine Atomkerne, die sichtbare Schwingung ist die Welle. Aber die eigentliche »Lebendigkeit« des Wassers wird durch eine andere Schwingung verursacht: die Schwingung seines Wasserlaufs. Denn natürlich fließendes Wasser versucht sich immer in Mäandern zu bewegen. Der Mensch begradigt Bachläufe und Flußläufe, leitet Wasser durch gerade Rohre und nimmt damit dem Wasser sein Schwingen, seine natürliche Ausdruckskraft und damit auch ein Stück Leben.

Wasser ist ein rhythmisches Element: Rhythmen sind sich wiederholende Bewegungsabläufe. Wir finden sie in den kleinen wie in den großen Kreisläufen des Wassers, im kleinen Blutkreislauf des Menschen wie im großen Wasserkreislauf der Erde, der für eine lebende Erde eine Art Blutkreislauf ist. Einen besonders schönen Ausdruck findet der Schwingungsrhythmus des natürlich fließenden Wassers in seinen Mäander-Fließstrukturen.

Wasser ist ein allgegenwärtiges Element: Wasser ist überall. Mancherorts gibt es davon wenig, mancherorts viel. Zu wenig und zu viel sagen wir oft. Aber die Natur stellt sich darauf ein, sie paßt Funktionen und Strukturen der Ökosysteme dem Weniger oder Mehr des Wassers an – innerhalb möglicher Toleranzgrenzen. Diese sich selbst regulierenden Wasserhaushalte finden wir bei Pflanzen, Tieren und Menschen. Außerhalb der Toleranzgrenzen leiden Lebewesen Schaden.

Wasser ist Zeit

Wasser braucht Zeit bei seinem Lauf von der Quelle bis zur Mündung. Im Meer verdunstet es, und es fällt als Regen wieder auf die Erde nieder. Diese ganzen Prozesse laufen in der Zeit ab. In der althebräischen Sprache oder im altchinesischen Taoismus steht Wasser für Zeit. Aber Wasser ist nicht nur ein Symbol für die Zeit, sondern auch für seinen Gegenpol, die Zeitlosigkeit. Der Fluß ist überall zugleich, an der Quelle wie an der Mündung.

Und so läßt Hermann Hesse seinen Pilger Siddhartha und den Fährmann Vasudeva miteinander sprechen: »Hast auch du vom Flusse jenes Geheime gelernt: daß es keine Zeit gibt?« »Ja, Siddhartha«, sprach Vasudeva. »Es ist doch dieses, was du meinst: daß der Fluß überall zugleich ist, am Ursprung und an der Mündung, am Wasserfall, an der Fähre, an der Stromschnelle, im Meer, im Gebirge, überall zugleich, und daß es für ihn nur Gegenwart gibt, nicht den Schatten Vergangenheit, nicht den Schatten Zukunft?«

Das Wasser ist Zeuge der Vergangenheit, der Gegenwart und der Zukunft, es ist auch hier ein Element der Polarität, indem sein Fließen die vergängliche Zeit verkörpert, und seine Allgegenwart die Zeitlosigkeit des Augenblicks.

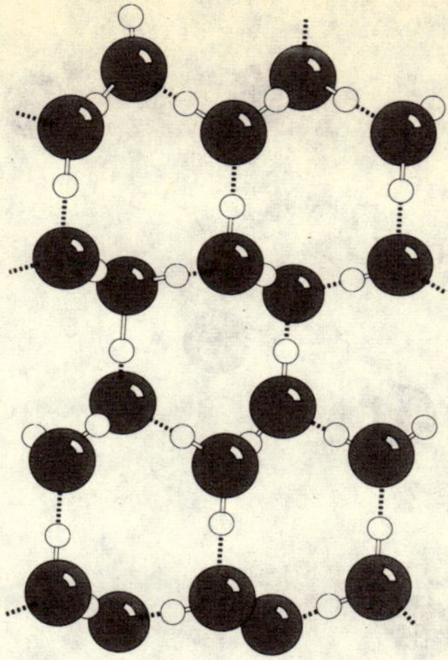

Eis ist leichter als flüssiges Wasser, weil die Wasserstoffbrücken-Bindungen Hohlräume im gefrorenen Wasser bilden.

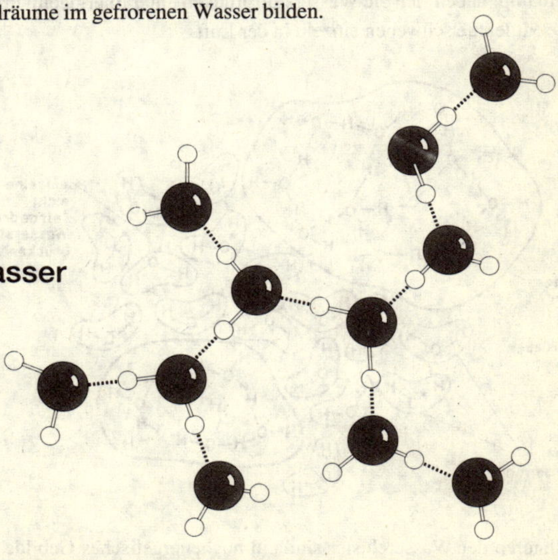

Im flüssigen Wasser bilden die elektrisch negativ geladenen Sauerstoffatome und die positiv geladenen Wasserstoffatome lockere Strukturen.

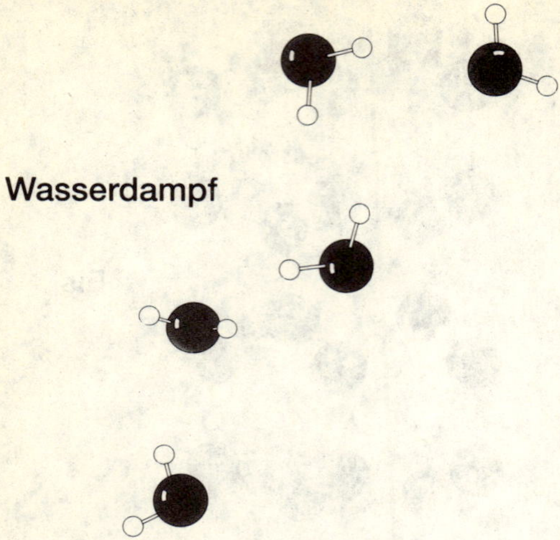

Beim Wasserdampf haben sich die Wasserstoffbrücken unter Energieeinwirkung aufgelöst, die Moleküle schweben einzeln in der Luft.

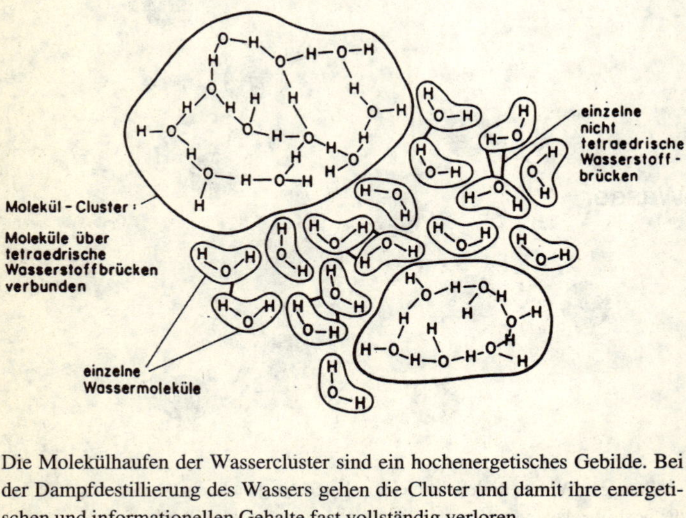

Die Molekülhaufen der Wassercluster sind ein hochenergetisches Gebilde. Bei der Dampfdestillierung des Wassers gehen die Cluster und damit ihre energetischen und informationellen Gehalte fast vollständig verloren.

4. Kapitel

Der Mensch – ein Kosmos aus Wasser

Das Geheimnis des Lebens liegt im Wasser,
im Ordnung bewahrenden Wasser.
Karl Trincher

In der Natur ist alle Materie von Wasser durchdrungen. Ebenso ist der menschliche Körper überall in Wasser »getaucht« – von der kleinsten Zelle, die überwiegend aus Wasser besteht und in ein Milieu aus Wasser eingebettet ist, bis zum Gesamtorganismus.

Der menschliche Körper besteht zu etwa 65 Prozent seines Körpergewichts aus Wasser – das sind beim Erwachsenen etwa 45 Liter. Diese Wassermenge ist natürlich nicht bei jedem gleich – sie variiert nach Alter und Geschlecht stark von insgesamt etwa 50 bis 80 Prozent des Körpergewichts. Den höchsten Wasseranteil hat das frühe Mehrzellenei kurz nach der Befruchtung: 90 Prozent Zellwasser. Das Embryo besteht zu über 85 Prozent aus Wasser, das Gewicht des Säuglings wird zu 75 bis 80 Prozent vom Wasser bestimmt. Mit dem Erwachsenwerden geht der Anteil des Wassers am Körpergewicht langsam zurück. Bei einem ca. Vierzigjährigen beträgt er etwa 60 bis 70 Prozent. Im hohen Alter verfügt der menschliche Körper nur noch über einen etwa 50 bis 55prozentigen Wasseranteil. In diesem Stadium der Schrumpfung bzw. Austrocknung des Bindegewebes verliert die Haut besonders an Händen und Hals ihre Spannung und wird faltig. Im Alter verringert sich durch die Herabsetzung der Thalamuskoordination das

Durstgefühl, was die Gefahr in sich birgt, daß die Zellfunktionen wegen des Wassermangels aufgrund zu geringer Flüssigkeitsaufnahme so weit zurückgehen können, daß Austrocknung droht. Sinkt dadurch der Wassergehalt der Zelle, der normal bei etwa 70 bis 80 Prozent liegt, unter 50 Prozent, dann erlahmen die Lebensprozesse und das oft unwiderruflich. Zusätzlich werden durch zu geringen Wasserkonsum die Giftstoffe nicht mehr ausgeschieden, außerdem steigen im Alter zumeist Blutdruck und Blutzucker und es kommt zu einer Ablagerung von Cholesterol in den Gefäßen, deren Elastizität dann abnimmt. Diese Vorgänge zeigen, wie wichtig Wasser für ein einwandfreies Funktionieren unseres Organismus ist, und zwar sowohl quantitativ als auch qualitativ. Besonders alte Menschen müssen auf eine reichliche und gute Wasserzufuhr achten, beispielsweise durch Verzehr von Obst und Gemüse, die viel Wasser in sich haben. Auf die Qualität des Wassers werden wir in den verschiedenen Zusammenhängen immer wieder zurückkommen.

Bei einem erwachsenen Mann ist der Wassergehalt höher (etwa 70 Prozent) als bei der erwachsenen Frau (etwa 55 Prozent). Der Grund findet sich im höheren Fettgehalt des weiblichen Körpers; Fettgewebe enthält weniger Wasser (etwa 10 bis 15 Prozent).

Im Laufe eines Lebens trinkt der Mensch zur Aufrechterhaltung seiner biologischen Funktionen und der Organstruktur etwa 25 000 Liter Wasser!

Wasser im Körper – das allgegenwärtige Molekül

Bei der Allgegenwärtigkeit des Wassers in unserem Organismus haben natürlich alle Organsysteme etwas mit Wasser zu tun, sind sie alle Teile des menschlichen »Wasserkosmos«. Das geht von den Organsystemen, die ganz offensichtlich mit dem Wasser verbunden sind, wie das Herz-Kreislauf-System oder das Urogenitalsystem, über das Magen-Darm-System und das Atemsystem bis zu den Organsystemen, deren Abhängigkeit vom Wasser nicht ganz so offensichtlich ist, wie Nervensystem oder Sinnesorgane. Innerhalb dieser Organsysteme benötigt jedes Organ das Wasser für seine spezifischen Funktionen. Aber auch jedes Gewebe, das wiederum seine spezifischen Funktionen hat, hängt vom Wasser ab oder ist Transitstrecke für Wasser. Und innerhalb der Gewebe ist natürlich jede einzelne Zelle vom Wasser abhängig. Wir sehen, die ganze Hierarchie der körperlichen Strukturen ist vom Wasser abhängig.

Die Verteilung des Wassers ist im menschlichen Körper natürlich recht unterschiedlich. Die wasserreichste Körperflüssigkeit ist die Gehirn-Rückenmarks-Flüssigkeit mit 99 Prozent, gefolgt vom Blutplasma, dessen Wasseranteil 85 Prozent beträgt. Bald schon folgt das Gehirn mit 75 Prozent.

Schon diese Zahlen sollten uns klar machen, welche immense Bedeutung reines, schadstofffreies Wasser für unser Leben hat!

Die Wassergehalte der anderen Organe und Gewebe sollen nur kurz aufgelistet werden: Muttermilch 87 Prozent, Nieren 83 Prozent, Herz 79 Prozent, Lungen 79 Prozent, Milz 76 Prozent, Muskeln 76 Prozent, Magen-Darm 75 Prozent, fettfreies Gewebe 73 Prozent, Haut 72 Prozent, Leber und Rückenmark 70 Prozent, Knorpelgewebe 55 Prozent, Fettgewebe 30 bis 10 Prozent, Skelett 22 Prozent, Zähne 10 Prozent.

Die Organsysteme und Organe mit ihren wasserabhängigen Aufgaben im einzelnen zu beschreiben, würde ein ganzes Buch füllen und sicherlich auch manche aha-Gedanken auslösen. Aber es könnte auch etwas langatmig werden, und deshalb möchte ich nur von Fall zu Fall darauf kommen, wenn es im Kapitelzusammenhang sinnvoll ist. Um zu begreifen, welche Aufgaben das Wasser im menschlichen Körper hat, müssen wir um die großen Wasserräume wissen, die den großen Wasserhaushalt bestimmen.

Die großen Flüssigkeitsräume des menschlichen Körpers

Der Körper beinhaltet mehrere sich gegenseitig durchwebende Gebiete, in denen das Wasser voneinander getrennt ist, und das aus gutem Grund: Diese Gebiete haben ganz unterschiedliche Stoffkonzentrationen, und wären sie und das Wasser nicht durch halbdurchlässige Membranen voneinander getrennt, dann wären viele körperliche Funktionen, die gerade auf diesen Wasser- und Elektrolytgefällen beruhen, gar nicht möglich. Die einfachste Unterteilung ist die in die intrazellulären Flüssigkeitsräume, also das Zellwasser, und die extrazellulären Flüssigkeitsräume, also das Gewebswasser. Das Wasser in den Intrazellularräumen beträgt etwa 30 Prozent des Körpergewichts (= 30 Liter = 70 Prozent des Körperwassers), das Wasser in den Extrazellularräumen, also in Gefäßen und Bindegewebe, etwa 25 Prozent des Körpergewichts (= 13 Liter = 30 Prozent des Körperwassers). Die erwähnten Gefäße, Arterien, Venen, Lymphbahnen, haben als sogenannter Intravasalraum am Extrazellularraum einen Anteil von etwa 23 Prozent (= 3 Liter), das Bindegewebe als sogenannter Extravasalraum einen Anteil von etwa 77 Prozent (= 10 Liter).

Der Intrazellularraum

Biochemiker, Biophysiker und Mediziner haben bei ihren umfang- und kostenreichen Analysen der Zellen und ihrer Funktionen einen Stoff übersehen, der 75 Prozent ihres Inhalts ausmacht: das Zellwasser. In allen Lehrbüchern kann man Detailliertestes über Zellstrukturen und Zellfunktionen lesen, aber das Zellwasser wird nicht, oder nur als vorhanden erwähnt. Dabei ist das Zellwasser ein essentieller Träger des Lebens. Es ermöglicht die chemischen Prozesse, in denen die Fortpflanzung des Lebens durch Zellreproduktionen stattfinden kann, mit denen beim Stoffwechsel Bausteine des Körpers – wie die Eiweiße – zerlegt und wiederaufgebaut werden; es ermöglicht die physikalischen Prozesse, mit denen die Betriebsstoffe des Körpers – die Enzyme – ihre zahlreichen Funktionen erfüllen, vom Wasser- und Elektrolythaushalt bis zur Temperaturregelung. Das Zellwasser nimmt je nach zu erfüllender Aufgabe und Temperatur unterschiedliche Zustandsformen (Aggregatzustände) an: Es kann flüssig, kolloid oder kristallin sein, oder in Clusterstrukturen auftreten (siehe Kapitel 3). Je nach Aufgabe ändert es seine Struktur ständig.

Beispiel: Das intrazelluläre Wasser der roten Blutkörperchen, der Erythrozyten, ist gleichzeitig flüssig und kristallin. Ein Teil ist flüssig, und in ihm gibt es kristalline Anteile. Dadurch kann ein Erythrozyt sowohl – in seiner kristallinen Struktur – durch Anlagerung von Sauerstoffmolekülen – seine Atmungsfunktionen wahrnehmen als auch – durch die flüssige Struktur – seine Form soweit ändern, daß er sich durch die engen Blutkapillaren zwängen kann. Das Gitterwerk des Intrazellularwassers eines Erythrozyten ist lebende Materie, während die in dem lebenden Wasser eingeschlossenen Hämoglobinmoleküle nicht lebende Materie,

Eiweiß und Eisen, sind. Hier zeigt sich, wie eng Funktion und Struktur verknüpft sind, eins ist vom anderen abhängig.

Die kolloidale Struktur des Intrazellularwassers hängt eng mit der Stoffwechselfunktion zusammen. Kolloide halten ihre eingeschlossenen Stoffe in einem Schwebezustand, so daß sie sich nirgends ablagern, sondern für den Stoffwechsel zur Verfügung stehen.

Nur wenige Wissenschaftler haben bisher über das Intrazellularwasser nachgedacht. Deshalb ist das Intrazellularwasser ein großes Geheimnis für Gelehrte und Laien geblieben. Zu den wenigen, die sich mit diesem Kernthema des Lebens befaßt haben, gehört Karl Trincher. Er hat herausgefunden, daß nicht die biologischen Makromoleküle, also Eiweiße usw., die substantiellen Träger des Lebens sind, sondern daß dieser Träger das intrazelluläre Wasser ist. »Der eigentliche Träger des Lebens ist das intrazelluläre Wasser und (sind) nicht die biologischen Makromoleküle, wie fälschlich angenommen worden war ... Das intrazelluläre Wasser geht bei Verlust der Zellintegrität momentan aus dem Zustand des »Lebenden Wassers«, des Biowassers, in den Zustand des nichtlebenden Wassers, wie es das extrazelluläre Wasser ist, über«. Umgekehrt erhält das in den Zellraum eintretende extrazelluläre Wasser in einem Phasenwechsel eine ordnende Struktur und wird so zum »Lebenden Wasser«. Das intrazelluläre Wasser stellt das lebende Milieu der Zelle dar. Trincher kommt zum Schluß: »Das Geheimnis des Lebens liegt im Wasser, im Ordnung bewahrenden Wasser.«

Die Zelle nimmt dieses Wasser zum Teil durch Zellmembrantransite aus dem umgebenden Extrazellularraum auf, zum Teil produziert sie es als Abfallprodukt des Stoffwechsels selbst.

Die Zelle ist also eine Schaltzentrale des Lebens: Alle das Leben erhaltenden Prozesse – wie die Zellteilung und der Stoffwechsel – finden im wäßrigen Milieu der Zelle statt. Hierbei hat das Wasser eine zentrale Aufgabe, denn alle Nährstoffe – wie Elektrolyte, Eiweiße, Sauerstoff – werden mit dem Wasser in die Zelle transportiert, und alle Schlacken – wie Kohlendioxyd – werden mit dem Wasser aus der Zelle heraustransportiert.

Auch das Älterwerden eines Organismus hängt mit dem Intrazellularwasser zusammen: Mit dem Älterwerden verlieren die Zellen an Wasser, ihre Struktur und somit auch die Funktionen werden weniger flüssig, kristallinischer, weniger mobil. Das Gehirn allerdings macht eine Ausnahme: sein Wassergehalt nimmt mit dem Älterwerden zu. Die Erfahrung zeigt ja auch, daß ein aktiver und kreativer Mensch nicht »hirnmüde« wird. Denn das Gehirn wird durch Beanspruchung in seiner Leistungsfähigkeit trainiert und höheren Ansprüchen angepaßt.

Doch so sehr wir ein Loblied auf die unendlich wichtige Funktion des Wassers in den Zellen singen können: Das Wasser in den Extrazellularräumen – speziell im Bindegewebe – verdient dieses Loblied nicht weniger.

Der Extrazellularraum

Die ersten Zellen sind wohl im Meer entstanden. Das spezifische Milieu, das diese Zellen damals hatten, hat sich bis in unseren Körper hinein erhalten: Die extrazelluläre Flüssigkeit des Menschen bietet seinen Körperzellen tatsächlich ein ähnliches Milieu, wie es die Einzeller im Urmeer vorfanden. Deshalb verwendet man auch in der Notfallmedizin statt Bluttransfusionen isotonische Kochsalzlösungen, also Lösungen, die etwa die gleiche Zusammensetzung wie Meerwasser haben. Trotzdem ist das Trinken von Meerwasser dem Menschen nicht bekömmlich, weil es den Elektrolyhthaushalt durcheinanderbringt! Denn zu viele Mineralien im Extrazellularraum ziehen das Wasser aus den Zellen. Zwischen dem Wasser innerhalb der Zellen und außerhalb der Zellen muß ein ausgewogener osmotischer Druck gewahrt bleiben, damit der Organismus gesund bleiben kann.

Das Wasser im Gefäßsystem

Der Raum in den Gefäßen, der Intravasalraum, umfaßt die Räume in den Arterien, den Venen und den Lymphgefäßen. Entzieht man dem Blut die festen Bestandteile, die roten und die weißen Blutkörperchen – Erythrozyten und Leukozyten – und die Thrombozyten, dann beträgt das Blutplasma beim Mann 54 Prozent, bei der Frau 59 Prozent des Blutvolumens. Dieses Blutplasma wiederum setzt sich zu 85 Prozent aus Wasser und 15 Prozent aus anderen Bestandteilen zusammen, wie den Proteinen, die im Körper eine Vielzahl von Aufgaben u. a. im Haushalt und im Abwehrsystem, zu erfüllen haben. In den Gefäßen erfüllt das Wasser Transportaufgaben.

Das Wasser im Bindegewebe

Im extrazellulären Raum findet zwischen dem intravasalen Blutplasma und der extravasalen Flüssigkeit des Bindegewebes, dem Interstitium, ein Flüssigkeits- und Stoffaustausch statt. Dieser geht durch die Wände der Blutkapillaren hindurch. Im Bereich der arteriellen Kapillaren werden Flüssigkeit und Nährstoffe von den Kapillaren ins Bindegewebe abgegeben, im Bereich der venösen Kapillaren werden Flüssigkeiten und Schlacken in umgekehrter Richtung wieder in den Blutkreislauf aufgenommen. Die Rücknahme seitens der Blutbahnen ist jedoch geringer als die

Abgabe. Ein Teil der Schlacken bleibt zunächst im Bindegewebe liegen, wird jedoch bald mit Gewebswasser in die Lymphbahnen aufgenommen und gelangt nach Reinigung in den Lymphknoten in die Blutbahn. Von dort aus werden diese Stoffe mit dem Blut in die Nieren transportiert, die für die Ausscheidung sorgen.

Das Bindegewebe, das Grundregulationssystem, ist die Transitstrecke für Mineralien. Nach Peter Kokoschinegg ist es wahrscheinlich auch das Ankoppelungssystem für das getrunkene Wasser an das biologische System des Menschen. Zu diesem Schluß kam er bei einer biophysikalischen Untersuchung des Bad Vößlauer Thermalwassers. Er beobachtete, daß mit diesem Wasser Verbesserungen der Reduktions- und Oxydationsprozesse, Redox-Prozesse, beim Stoffwechsel in der Zelle stattfanden. Das durch das Bindegewebe geschleuste Thermalwasser bewirkte eine Regeneration des Zellstoffwechsels und eine Verbesserung des gesamten körperlichen Funktionsablaufs. Dadurch ist die Wirkung des Wassers als biologisch wirksames intrazellulares Wasser bewiesen.

Das Wasser im Bindegewebe erfüllt eine zentrale Aufgabe in den körperlichen Vorgängen. Das Bindegewebe selbst hat offensichtlich nicht nur eine die Zwischenzellräume ausfüllende Stützfunktion, wie man das früher annahm, sondern eine steuernde Funktion, die so wichtig ist, daß man das Bindegewebe in der fortschrittlichen Medizin als Grundregulationssystem bezeichnet, was wir gleich näher erklären werden.

Eine Haupterkenntnis ist, daß alle kleinen Adern, die arteriellen Kapillaren, und Nerven in diesem Bindegewebe enden und daß die kleinen Venolen, die venösen Kapillaren, sowie die Lymphbahnen in diesem Bindegewebe beginnen. Weder Blutbahnen noch Nerven haben direkten Kontakt mit den Zellen. Eine weitere Haupterkenntnis ist, daß also alle Transporte von Nähr-

und Schlackenstoffen sowie Sauerstoff und Kohlendioxyd durch dieses Bindegewebe hindurchgehen müssen. Das Bindegewebe hat somit eine regulierende Funktion und wird auch deshalb Grundregulationssystem genannt. Wegen der engen Verbundenheit von Zellen und Grundsystem spricht man auch von einem Zelle-Milieu-System.

Umso einsichtiger sollte man sein, daß dieses Milieu sauber, schlackenfrei und funktionsfähig gehalten werden muß! Denn alle Stoffe, die der Organismus nicht verwenden kann, werden – falls sie nicht mit der Lymphe abtransportiert und durch die Nieren ausgeschieden werden – dort abgelagert und »verstopfen« die Transitstrecke zu den Zellen. Das ist ganz wörtlich zu nehmen, denn die im Bindegewebe liegengebliebenen Schlacken behindern den Transport von Sauerstoff und Nährstoffen zu den Zellen und schwächen die Zellfunktionen und damit das Leben. Aber sie stören auch das energetische Gleichgewicht des Organismus. Denn diese Schlacken – Eiweißbruchstücke, abgetötete Bakterien, anorganische Mineralien usw. – senden, wie alle Materie, ihre eigenen Schwingungen aus, die dann als Störschwingungen wiederum die Zellfunktionen beeinflussen.

Nicht umsonst sprechen naturheilkundige Therapeuten immer davon, daß der Organismus zuerst entschlackt und entgiftet werden muß, bevor durchgreifende Heilerfolge zu erzielen sind. Denn die Entgiftungsfunktion einer gesunden Zelle ist so enorm, daß sie auch mit einer noch stärkeren Schadstoffbelastung fertig würde, als wir sie heute haben. Aber: der Dauerstreß aufgrund vieler Faktoren bringt die Zelle so stark aus dem Gleichgewicht, daß sie diese Regenerationsleistungen kaum noch erbringen kann.

Das Grundregulationssystem ist für den Organismus und seinen Wasserhaushalt so wichtig, daß wir uns noch einen Augenblick damit beschäftigen müssen.

Das Grundregulationssystem ist das Organ für unspezifische Abwehrvorgänge. Weil es den ganzen Körper durchzieht, wirken sich Störungen seines Regulationsverhaltens ganzheitlich bzw. ganzkörperlich aus. Dies ist von großer Bedeutung für die Verarbeitung äußerer Reize. Denn wenn das Grundsystem »verschlackt« ist, dann werden sowohl die Vorgänge der Organzellernährung als auch Nervenimpulse nur sehr »gebremst« vor sich gehen können. Und ebenso erfolgen Reizbeantwortungen seitens der Organzellen nur ungenau. Eine Verschlackung der extrazellularen Flüssigkeit, z. B. mit anorganischen Mineralien und im Bindegewebe liegengebliebenen Stoffwechselschlacken, führt über eine Störung der Regulationsvorgänge unweigerlich zu Funktionsstörungen der Organzellen und legt damit den Grundstein zu chronischen Erkrankungen.

In diesem Zusammenhang ist erneut auf die Bedeutung des Wassers als Energie- und Informationsträger hinzuweisen. Das extrazelluläre Wasser des Bindegewebes enthält nicht nur die materiellen Schlacken, die einen Transitblockadefaktor darstellen, sondern speichert dann auch die Schwingungen dieser Schlacken und gibt sie als störende Energien und Informationen an den Gesamtorganismus weiter. Und schließlich sei besonders auf die schädlichen elektromagnetischen Wechselfelder der Umwelt hingewiesen, den sogenannten »Elektrosmog«, der von ihren Urhebern zwar immer wieder bestritten wird, über dessen Bestehen und negative Auswirkungen auf lebende Organismen zumindest in Form von Überlastungen der Regelsysteme man nun wohl angesichts der ausreichend vorliegenden wissenschaftlichen Studien nicht mehr diskutieren muß.

Die vielen Aufgaben des Wassers im Körper

Die Aufgaben des Wassers im Körper sind so vielfältig, daß man es den kleinen unscheinbaren Molekülen kaum zutrauen würde, sie alle erfüllen zu können. Im folgenden wollen wir die wichtigsten aufführen, von denen wir nachfolgend einige besprechen wollen. Die Beschäftigung damit zeigt aber auch, daß die Wasserforschung noch in den Kinderschuhen steckt und beim heutigen Wissensstand noch sehr viele Fragen offenbleiben. Die wichtigsten Funktionen und Aufgaben des Wassers sind:

- die Regulierung des Wasserhaushalts
- die Versorgung aller Zellen und Gewebe mit Wasser in der richtigen Quantität und in der richtigen Qualität
- die Regulierung des osmotischen Drucks der Flüssigkeitsräume
- die Mitwirkung bei der Regulierung des Energiehaushalts
- die Mitwirkung bei der Regulierung des Elektrolythaushalts
- die Funktion als Energieträger (Wasser als hochsensitiver Speicher für elektromagnetische Felder)
- die Funktion als Informationsträger (Wasser läßt alle Teile des menschlichen Organismus miteinander kommunizieren)
- die Mitwirkung bei der Regulierung des Säure-Basen-Haushalts
- das Wirken als Reaktionsmittel bei chemischen Prozessen
- das Wirken als Lösungsmittel für vielerlei wasserlösliche Stoffe
- die Mitwirkung beim Stoffwechsel
- die Reinigung des Körpers
- die Wirkung als Transportmittel
- die Mitwirkung bei der Temperaturregelung
- die Wirkung als Puffersystem
- die Wirkung als Füllstoff
- die Wirkung als Heilmittel.

Bevor wir uns die wichtigsten Funktionen des Wassers im Körper ansehen, wollen wir diejenigen betrachten, die allen anderen übergeordnet ist: Die Funktion des Wassers als Träger der Regulation aller Vorgänge im Körper.

Diese Regulation basiert auf Impulsen der körpereigenen »Inwelt« und der Umwelt. Die durch eigene (endogene) Impulse ausgelöste Selbstregulation erfolgt nach einem von einer »höheren Ebene« aus gesteuerten Programm. Die durch äußere (exogene) Impulse ausgelöste Fremdregulation erfolgt aufgrund von Störreizen oder gezielten therapeutischen Reizen. In beiden Fällen ist der Organismus das Wirkungsfeld dieser immateriellen Steuerungsimpulse, für die das intrazelluläre und extrazelluläre Körperwasser den Träger und die Transitstrecke darstellt. Die Impulse laufen über sehr unterschiedliche Wege zu ihren Erfolgsorganen. Sie seien stichwortartig aufgelistet, um zu zeigen, auf wie vielen unterschiedlichen Wegen die Informationsübertragung im Organismus über das Wasser laufen kann, denn für sie sind eben nicht nur die Nerven und die Hormone zuständig:

- über das Nervensystem, neural
- über das inkretorische Hormonsystem, endokrin
- über das exkretorische Hormonsystem, exokrin
- über das Blutsystem, hämodynamisch
- über das Lymphsystem, lymphatisch
- über das Grundsystem, interstitiell
- über die Akupunkturmeridiane, energetisch
- durch Photonenemmissionen der Zellen, physikalisch
- durch stoffliche Reaktionen, chemisch.

Regulationen erfolgen, um die Folgen von Störreizen oder um Unter- oder Überfunktionen bestimmter Organe auszugleichen und in ihr physiologisches Fließgleichgewicht zurückzubringen. Die Regulation ist somit ein zentraler, ein Überlebensmechanismus.

Der Wasserhaushalt

Der menschliche Körper besteht zu 50 bis 80 Prozent seines Körpergewichts aus Wasser. Der Wassergehalt der einzelnen Organe ist recht unterschiedlich. Auch die prozentualen Anteile der unterschiedlichen Aggregatzustände des Wassers (flüssig, kolloid, kristallin) sind unterschiedlich. Aber die Organe und Organsysteme haben eins gemeinsam: Um optimal funktionieren zu können, sind die Toleranzgrenzen ihrer Wassermengenschwankungen sehr eng gesetzt. Diese Quantitäten aufrecht zu erhalten ist die Aufgabe der Regulation des Wasserhaushaltes. Sie wird über Rückkoppelungsprozesse hormonell, nervlich sowie materiell, energetisch und informationell vorgenommen. So steuert die Hypophyse durch Ausschüttung des antidiuretischen Hormons (= ADH) die Wasserrückhaltung in der Niere, und die Zellen sorgen durch ihre intrazellulären Mineralien über einen ausreichenden osmotischen Druck für genügend Zellwasser.

Das Ziel dieser Regulationen ist eine ausgeglichene Wasserbilanz zwischen Wasseraufnahme und Wasserverlusten. Beim Erwachsenen besteht zwischen Wasseraufnahme und Wasserverlust im allgemeinen ein dynamisches Gleichgewicht (Fließgleichgewicht), d. h. der ideale Richtwert kann in begrenztem Rahmen kurzfristig unter- oder überschritten werden, ohne daß der Körper bleibenden Schaden erleidet. Dieser Richtwert für den idealen täglichen Wasserumsatz beträgt für den Mitteleuropäer 2,4 Liter.

Die Wasserabgabe erfolgt durch Urin – täglich ca. 1400 Milliliter –, Stuhl – ca. 100 Milliliter täglich – und Atmung, durch Haut und Lunge – ca. 900 Milliliter täglich –, also insgesamt werden ca. 2,4 Liter täglich ausgeschieden. Dieser Wasserverlust muß durch Wasseraufnahmen gleicher Menge kompensiert werden: durch Trinken von ca. 1200 Milliliter Wasser, Wasser in fester Nahrung, ca. 900 Milliliter, und Oxydationswasser, das sich beim Stoffwechsel bildet, ca. 300 Milliliter.

Die minimalste Wasseraufnahme des Erwachsenen beträgt pro Tag ca. 1,5 Liter, entsprechend der Menge, die durch die unvermeidliche Verdunstung (0,9 Liter/Tag) und durch die Ausscheidung durch die Niere (0,6 Liter/Tag) entsteht.

Dabei ist die Niere nicht nur ein Filter, der Wasser und die harnpflichtigen Substanzen aus dem Körper ausscheidet. Sie ist vielmehr ein äußerst kompliziertes Organ, das mit nervlichen und hormonalen Steuerungsmechanismen über das chemische Gleichgewicht des Körpers wacht.

Eine vermehrte Abgabe von Körperflüssigkeit ist stets durch eine vermehrte Aufnahme von Wasser auszugleichen. Normalerweise wird das durch einen Regelungsmechanismus des Hypothalamus erzwungen: durch den Durst. Erfolgt der Wasserausgleich nicht, so treten bald Befindens- und Funktionsstörungen auf.

Störungen des Wasserhaushalts – hervorgerufen durch Fehlverhalten des Menschen oder durch Funktionsstörungen der Regelungsmechanismen – können verschiedene Körperfunktionen beeinträchtigen und können sogar zum Tode führen. Aber auch großer oder langfristiger Wasserverlust anderer Ursache kann zu einem Wasserdefizit, Dehydratation, führen: chronisches Erbrechen oder chronischer Durchfall, starke Blutverluste und starkes Schwitzen, mangelnde Wasserzufuhr, großflächige Brandverletzungen, chronische Nierenerkrankungen, Zuckererkrankungen. Als Folge treten Herz-Kreislauf-Symptome auf, wie beschleunigter Herzschlag und Blutdruckabfall, Unruhe oder das Gegenteil Apathie, Bewußtseinsstörungen, Delirium, Koma, im Spätstadium Schock. Bei Verlust von mehr als 40 Prozent Körperflüssigkeit tritt der Tod ein.

Übermäßige Wasserzufuhr ohne Kochsalz und Krankheiten mit generalisierter Ödembildung, wie Herzerkrankungen, bestimmte Leber- und Nierenerkrankungen und Infusionen großer Mengen isotonischer Lösungen sind die Verursacher der entgegengesetzten Störung: der Hyperhydration. Wenn die Wasserausscheidung nicht ausreichend ist und eine ausgeglichene Wasserbilanz nicht vorhanden ist, kann es zu einer Wasservergiftung kommen, die zu Ödembildungen, akuter Herzinsuffiziens, akuten Atembeschwerden, Übelkeit, Erbrechen, Kopfschmerzen, Apathie, Hirnschwellung und im Extremfall zur Bewußtlosigkeit führt.

Die Folgen von Wasserdefizit oder Wasserüberschuß sind davon abhängig, ob die Störungen des Wasserhaushaltes sich auf den extrazellulären Raum, also das Bindegewebe und die Gefäße, beschränken, oder ob sie den Intrazellularraum mit einbeziehen.

Es gibt Menschen, die auf Wasser allergisch reagieren. Sie können die Wasserfrequenzen, die sich aus der normalen Wasserfrequenz und aus den äußerlichen elektromagnetischen Beeinflussungen ergeben, nicht tolerieren.

Die Wasserkreisläufe

Neben dem wohldefinierten Blutkreislauf, zu dem als »Zulieferanten« auch die Lymphbahnen gehören, gibt es noch »inoffizielle« Wasserkreisläufe im Organismus: ein Glas Wasser, durstlöschend getrunken, wird zuerst in den Magen gelangen, von dort aus in den Darm, um dort die verzehrte Speise während des Verdauungsprozesses im flüssigen Zustand zu erhalten. Ein Teil des Wassers wird mit dem Stuhl den Körper verlassen, ein anderer Teil wird von den Darmzotten aufgenommen und gelangt über Lymph- und Blutbahnen zur Leber, wo es am Stoffwechselprozeß teilnimmt. Von dort aus gelangt es wieder in den Blutkreislauf und wird schließlich in der Niere entweder wieder in den normalen Blutkreislauf übernommen oder als Urin ausgeschieden. Aber ganz so einfach ist das natürlich nicht, der ganze Wasserkreislauf ist ein verzwicktes System, dessen Flüssigkeiten vielfach durch das Bindegewebe zu den Zellen und wieder zurück in den Blutkreislauf strömen und das zahlreichen nervlichen, hormonellen und mineralischen Kreisläufen unterliegt.

Der Wasserkreislauf des Organismus wird über Rückkoppelungsprozesse kybernetisch gesteuert. Eine wesentliche Rolle spielt dabei das Grundregulationssystem, das als Reservoir und Verteilungssystem fungiert.

Der Elektrolythaushalt

Der menschliche Organismus besteht zu 96 Prozent aus den Elementen Sauerstoff (63 Prozent), Kohlenstoff (20 Prozent), Wasserstoff (10 Prozent), Stickstoff (3 Prozent); die restlichen 4 Prozent stellen die für den Mineralhaushalt wichtigen Mengenelemente wie Calcium, Chlorid, Eisen, Kalium, Mangan, Natrium, Phosphor, Schwefel sowie einige Spurenelemente dar. Diese Mineralien zerfallen in der Körperflüssigkeit zum Teil in ihre Bausteine, d. h. sie werden in ihre Ionen dissoziiert, die aufgrund ihrer elektrischen Leitfähigkeit Elektrolyte genannt werden. Es sind z. B. die Kationen Calcium, Kalium, Magnesium, Natrium und z. B. die Anionen Chlorid, Eisen, Kupfer, Phosphat und Zink.

Langfristige Störungen des Elektrolythaushaltes treten im Prinzip nur bei Mangelzuständen, Anreicherung nach vorherigen Mangelzuständen, Fehlernährung und Störungen der Regelungsvorgänge auf.

Osmose und osmotischer Druck

Der Wasseraustausch zwischen dem extrazellulären Raum und dem intrazellulären Raum, eine der Voraussetzungen des Lebens überhaupt, erfolgt durch einen Prozeß, der in der Chemie als Osmose bekannt ist. Es ist die Wanderung einer Flüssigkeit, also hier des Wassers, von einem Raum niedrigerer Stoffkonzentration in einen anderen Raum höherer Stoffkonzentration durch eine halbdurchlässige Membran hindurch. Nur Wassermoleküle können die winzig feinen Räume zwischen den Zellmembranmolekülen durchwandern, Wassertropfen sind dazu zu groß. Im menschlichen Körper bedeutet dies: Die Konzentrationen der Elektrolyte in den Zellen und in den extrazellulären Räumen bestimmen, ob das Wasser in die Zellen hineinfließt oder aus diesen heraus. Die Elektrolytkonzentrationen bestimmen die für geregelte Zellfunktionen lebensnotwendige Wasserverteilung: Kalium- und Magnesiumüberschüsse in den Zellen binden das Wasser in den Zellen, Natrium- und Chloridüberschüsse im Extrazellularraum binden es dort. Obwohl die Elektrolytverteilung vom Körper sehr sorgfältig gewahrt wird, kann sie durch falsche Mineralstoffzufuhr gestört werden, was wiederum den Wasserhaushalt aus dem Gleichgewicht bringt und im Extremfall zu Zellfunktionsstörungen oder Ödemen im Extrazellularraum führen kann.

Die Flüssigkeitsräume des Körpers weisen jeweils eine charakteristische Verteilung der Anionen und der Kationen auf. Durch diese spezifische Elektrolytverteilung wird ein osmotischer Druck geschaffen, der die Menge des Wassers in den Flüssigkeitsräumen annähernd konstant hält.

Die Elektrolytzusammensetzungen des Blutplasmas und der Bindegewebsflüssigkeit ähneln sich. Die Ionenkonzentrationen der intrazellulären Flüssigkeit dagegen sind von ihnen grundsätzlich verschieden. Diese grundlegenden Unterschiede zwischen der Zelle und ihrer Umwelt, die vor allem hinsichtlich der K^+- und Na^+-Konzentration bestehen, finden sich bei allen Lebewesen.

Die Aufrechterhaltung dieser Konzentrationsdifferenz trägt zur Aufrechterhaltung des spezifischen osmotischen Drucks bei und ist damit eine wesentliche Voraussetzung für das Leben. So hängen die Prozesse der nervlichen Erregungsleitung und -übertragung von der Aufrechterhaltung der Konzentrationsdifferenz zwischen den Nerven- bzw. Muskelzellen und ihrer Umgebung ab.

Natrium ist das wichtigste Elektrolyt im Wasserhaushalt. Die extrazelluläre Na^+- und CL^--Konzentration bestimmt aufgrund der hohen Wasserbindungsfähigkeit dieser Ionen das Volumen der extrazellulären Flüssigkeit. Deshalb ist die Aufrechterhaltung einer konstanten Konzentration auch bei unterschiedlicher Zufuhr von vitaler Bedeutung. Die Regelung des NaCl-Haushalts wird von der Niere vorgenommen.

Der Säure-Basen-Haushalt

Der optimale pH-Wert des Blutplasmas liegt bei 7,40, weist also eine schwach alkalische Reaktion auf. Die Struktur der Zellbestandteile sowie aller am zellulären Stoffwechselprozeß beteiligten Enzyme hängen von der genauen Einhaltung des pH-Wertes ab. Durch Abweichungen von dieser pH-Wert-Konstanz können Störungen im Ablauf des Stoffwechsels hervorgerufen werden. Einer der Faktoren, die die Konstanz des Blut-pH-Wertes gewährleisten, ist die einwandfreie Ausscheidungsfähigkeit der Nieren. So kann eine verminderte Wasserausscheidung aufgrund einer Nierenfunktionsstörung zu einer Blutübersäuerung mit gesenktem pH-Wert führen. Säure-Basen-Haushalt und Wasserhaushalt sind also offensichtlich eng miteinander verbunden.

Da die Säurebildung die Basenaufnahme übersteigt, müssen die überschüssigen H^+-Ionen durch die Nieren ausgeschieden werden. Geschieht das nicht im erforderlichen Umfang, werden wegen der lebensnotwendigen pH-Wert-Konstanz Verschiebungen des Säure-Basen-Gleichgewichts normalerweise durch Ausgleichs-(Kompensations-)Mechanismen in den Normalbereich zurückgeführt.

Der Zellstoffwechsel

Die Zellstoffwechselprozesse aller lebendigen Organismen basieren auf kolloidalen Lösungen. Diese Lösungen mögen vielleicht nur theoretisch Interessierte für wichtig halten, doch ist ihr Zustand eine Voraussetzung für das Funktionieren des intrazellulären Stoffwechsels; dieser wiederum ist abhängig von der Qualität des Trinkwassers. Unter einer kolloidalen Lösung versteht man eine Sonderform einer Dispersion, bei der sich in einer Flüssigkeit oder Gas feinste Stoffe in einer selbst mikroskopisch nicht mehr erkennbaren Verteilung befinden. Beispiele für kolloidale Lösungen sind Emulsionen, Schäume, Gallerte, Pflanzensäfte, Blut usw. Die winzigen Teilchen dieses Stoffgemischs sinken nicht mehr – sich gemäß ihrem spezifischen Gewicht voneinander trennend – ab, sondern verharren im jeweiligen Medium in einem dauernden Schwebezustand. Den Grund für dieses Verhalten sieht Wilfried Hacheney darin, daß bei Kolloiden die Wirkung der Gravitation durch Gegenkräfte aufgehoben wird. Dies führt beim Wasser im kolloidalen Zustand zu ganz spezifischen Eigenschaften, die – so Hacheney – für qualitativ hochwertiges Wasser charakteristisch und für den Stoffwechsel notwendig sind.

Aufgrund dieser Überlegungen entwickelte Hacheney sein Konzept zur Herstellung levitierten Wassers, nach dem das Wasser entgegen der Gravitationskraft verwirbelt wird und in der Folge seine Lebensenergie zurückgewinnt. Über dieses levitierte Wasser werden Sie im Kapitel 8 mehr erfahren.

Die Stabilität kolloidaler Lösungen ist von der Wasserstruktur abhängig, die wiederum bestimmte Energie- und Informationsgehalte repräsentiert. Dadurch ist die kolloidale Lösung auch mit dem Informationsgehalt des Wassers verknüpft, und dieser wirkt auf das Stoffwechselgeschehen.

Ein Wasser, das die Voraussetzungen erfüllen will, den kolloidalen Zustand der Körperflüssigkeiten zu stabilisieren, muß von wirklich guter Qualität sein. Nur dann ist es ein Heilmittel. Ein solches Wasser kann aber nicht nur nach den im Wasser vorhandenen oder nicht vorhandenen gelösten Stoffen qualifiziert werden, sondern es muß auch den physikalischen – wie Leitfähigkeit – und den »vitalen« Anforderungen – wie »Lebendigkeit« gerecht werden.

Belastetes Wasser wird folglich zu Störungen der kolloidalen Systeme des Blutes oder gar zu ihrem Zerfall führen. Sie führen zu Krankheit. Das Wasser kann dann wohl als *Unheilmittel* bezeichnet werden.

Man kann also zu Recht einen Zusammenhang zwischen der Qualität des Trinkwassers, dem kolloidalen Zustand der Körperflüssigkeiten und dem Gesundheitszustand des Konsumenten herstellen.

Der Energiehaushalt

Damit die Körperfunktionen ordnungsgemäß ausgeübt werden und die Körperstruktur aufrechterhalten werden kann, müssen dem Körper Energien zugeführt werden, von denen ein Teil in Wärme umgesetzt wird. Diese Energiezufuhr erfolgt normalerweise in Form von Nahrungsmitteln. Ohne auf die Details des Grundumsatzes sowie die umsatzbeeinflussenden Faktoren einzugehen, kann gesagt werden, daß Wasser als Lösungsmittel und als Transportmittel einen entscheidenden Anteil an der Energie- und Wärmegewinnung des Körpers hat. Die Konstanz der Körpertemperatur innerhalb tagesrhythmischer Schwankungen wird u. a. durch Wasser, z. B. durch den Bluttransport zu bestimmten Körperstellen und durch die Wärmeabgabe durch Wasserverdunstung ohne Schwitzen und mit Schwitzen bei überhöhter Körpertemperatur, gewährleistet.

Wasser als Transportmittel

Wasser ist das ideale Transportmedium auch im menschlichen Körper. Nahrungsmittel und Sauerstoff werden mit dem Wasser (im Blut) vom Darm und der Lunge zu den Zellen transportiert, und Stoffwechselschlacken und Kohlendioxyd werden zur Entschlackung und Entgiftung des Körpers mit dem Wasser (in

Lymphe und Blut) zu Nieren, Lunge und Haut als Ausscheidungsorganen transportiert. Mit Urin, Atemluft und Schweiß verlassen sie den Körper.

Dabei fließen täglich 6000 Liter Blut durch den Körper, davon 1500 bis 1800 Liter durch die Nieren. Der Blutkreislauf mit seinen arteriellen und venösen Bahnen und das Lymphsystem sind also ein gigantisch effektives Transportsystem.

Wasser als Lösungs- und Bindemittel

Wasser ist wegen seines Dipolcharakters ein gutes Lösungsmittel von Ionenverbindungen. Es verbindet sich mit Stoffen, die aus Ionen bestehen oder ihrerseits Dipolcharakter haben. Also bei allen chemischen Prozessen im Körper löst und bindet es, angefangen von der Bereitstellung von Verdauungssäften in Magen und Darm über den Zerfall der Mineralien in Elektrolyte bis zur Verstoffwechselung von Eiweißen in den Körperzellen.

5. Kapitel

Alle reden von Gesundheit, Krankheit und Heilung

> Wer aber eindimensionale Kausalketten auf vernetzte Systeme anzuwenden versucht, kann für seine Arbeiten nicht mehr den Anspruch der Wissenschaftlichkeit erheben.
> *F. Thomas*

Wenn wir uns in diesem Buch mit den krankmachenden und heilenden Wirkungen des Wassers beschäftigen, dann sollten wir uns wohl zunächst einmal darüber im klaren sein, was wir eigentlich unter »krankmachend« und »heilend« verstehen, genauer gesagt: unter Gesundheit, Krankheit und Heilung. Denn wenn schon die Definition von Gesundheit und Krankheit sehr subjektiv ist, dann ist es die von Heilung erst recht. Da jedoch die Wirkungen von Wasser auf Körper und Psyche klaren Mechanismen unterliegen, die meinen Vorstellungen von Krankwerden und Gesundwerden entsprechen, erscheint es mir notwendig, daß wir hier eine gemeinsame Basis finden.

Suchen wir nach einer geeigneten Definition von Gesundheit, Krankheit und Heilung, werden wir uns natürlich zunächst an die kompetentesten Stellen wenden. Eine von ihnen ist die Weltgesundheitsorganisation (World Health Organisation, WHO). Wie erklärt die WHO Gesundheit? Sie deutet Gesundheit als körperliches, geistiges, seelisches und soziales Wohlbefinden. Nach dieser Definition werden wohl 99 Prozent der Weltbevölkerung krank sein. Wenden wir uns an den »Psychrembel«, das im deutschen Sprachraum quasi-offizielle Wörterbuch der Medizin. »Gesundheit« beschreibt es als das subjektive Empfinden des Fehlens körperlicher, geistiger und seelischer Störungen bzw. Veränderungen; »Krankheit« als Vorhandensein von subjektiv empfundenen bzw. objektiv feststellbaren körperlichen, geistigen bzw. seelischen Veränderungen bzw. Störungen. Und was ist Heilung? In der 256. Auflage dieses Klassikers finden wir darüber keine Aufklärung. In seiner 2. Auflage von 1992 klärt uns das »Roche Lexikon Medizin« so auf: »Heilung, lat. curatio«, ist die »Wiederherstellung des Gesundheitszustandes unter Erreichen des Ausgangszustandes oder mit organischem oder funktionellem Restschaden.« Und nun?

Die ganzheitliche Medizin – alter Wein in neuen Schläuchen

Wenn wir also eine praktikable Definition für Gesundheit, Krankheit und Heilung suchen, dürfen wir wohl eine Anleihe bei der »überholten«, »unwissenschaftlichen« Vergangenheit machen. Denn dort finden wir ein Denken, das die moderne alternative Medizin wieder einzuführen sucht: die ganzheitliche Schau.

Es war Hippokrates, der im 4. Jh. v. Chr. auf der Insel Kos eine ganzheitliche Lehre lehrte. Der Gründer der »Ärzteschule von Kos« ist auch der Begründer der wissenschaftlichen Heilkunde. Nach ihm ist das Wesen der Krankheit in einer fehlerhaften Mischung der Körpersäfte zu suchen. Er versuchte, mit den damals sehr stark naturheilkundlich und somit auch religiös geprägten Heilmethoden eine ganzheitliche Medizin zu formulieren. Doch – wie immer – die Widersacher waren da: In Knidos auf einer Halbinsel zwischen Kos und Rhodos, einer Stätte der Wissenschaft und Kunst, gab es seit dem 5. Jh. v. Chr. eine »Ärzteschule«, die eine Art von organbezogener Medizin lehrte.

Über die Jahrhunderte liefen beide Lehrmeinungen nebeneinander her, näherten sich mal einander an (wie z. B. in der Humoralpathologie, der Lehre von den Körpersäften), strebten mal voneinander weg. Erst mit dem kartesianischen Denken und dem Aufkommen einer rationalen Wissenschaft wandte sich die medizinische Sichtweise von einer naturgegebenen Einheit von Geist, Seele und Körper ab und einer Organpathologie zu, in der jede Erkrankung ihre genaue Lokalisation erhielt. Ausgangspunkt war die Universität Padua, an der Giovanni Battista Morgagni (1682 bis 1771) lehrte, der als eigentlicher Begründer der pathologischen Anatomie gilt. Diese Entwicklung fand dann ihre Krönung in der Zellularpathologie des Würzburgers Rudolf Virchow (1821 bis 1902), der in Berlin lehrte. Nach seiner Lehre liegt der Sitz der Krankheitsursache in der einzelnen Zelle.

Natürlich hat eine Wissenschaft, die sich um die Bausteine des Lebens bemüht, damit recht, daß der kleinste Baustein des Lebens die einzelne Zelle ist. Und der Einzeller ist tatsächlich schon eine Ganzheit, übrigens schon mit Regulationsmechanismen, wie sie auch in höheren Organismen vorhanden sind. Doch die Zellen eines Menschen sind nicht einzelne voneinander unabhängige Organismen, die isoliert analysiert werden können, noch sind die Organe oder Organsysteme voneinander unabhängig, wie das die Organpathologie und die Aufteilung der Medizin in Fachgebiete glauben machen wollen. Sie sind voneinander abhängige Teile eines Gesamtorganismus, dessen übergeordneter Gesamtsteuerung sie unterliegen. Um es ganz klar zu sagen, der Mensch ist ein Ganzes, in dem die einzelnen Organe und Organsysteme zusammengehören, voneinander abhängig sind und sich gegenseitig beeinflussen. Und diese Tatsache hat Konsequenz für die krankheitsheilenden, -lindernden oder -verhütenden Eigenschaften des Wassers.

Der ganzheitliche Mensch – Kern der ganzheitlichen Medizin

Der Mensch, ein Ganzes, was bedeutet das nun für unser Thema »krankmachende und heilende Wässer« im Detail? Wir müssen, wenn wir die Wirkungen dieser Wässer auf den menschlichen Organismus analysieren, sowohl ihre Wirkung auf die einzelne Zelle als auch ihre Wirkung auf den Gesamtorganismus beachten, der auf die Zellfunktionen zurückwirkt. Denn jede einzelne Zelle hat ihren eigenen Wasserhaushalt, den sie selbst regelt, und wenn der Wassergehalt der Zelle unter 50 Prozent absinkt, versagt seine Regelung, und das Leben der Zelle ist in Gefahr: die Zellfunktionen werden irreversibel gestört, die Zelle stirbt ab. Ähnliches geschieht mit dem Gesamtorganismus: Sinkt der Wassergehalt des Gesamtorganismus 10 Prozent unter sein Soll, dann sind eine Vielzahl lebensnotwendiger Funktionen gestört, es entstehen chronische Erkrankungen, und das Leben des Menschen ist gefährdet.

Diese Regulation des Wasserhaushaltes – wie auch die gesamte körpereigene autonome Selbstregulation – hängt von der Regulationsfähigkeit des Körpers ab, und diese wiederum von der Konstitution des betreffenden Menschen. Deshalb müssen wir uns, wenn wir erkennen wollen, was Gesundheit, Krankheit und Heilung wirklich sind, mit der Konstitution des einzelnen auseinanderzusetzen.

Die individuelle Konstitution ist der Schlüsselbegriff Nummer eins. Sie bestimmt die erreichbare Anpassung bzw. Anpassungsfähigkeit. Sie bestimmt, wie gut der Körper auf äußere und innere Reize reagieren kann, also wie gut seine Reaktionsfähigkeit, Regulationsfähigkeit und Anpassungsfähigkeit sind. Von ihnen hängen die Heilungschancen ab. Funktionieren sie gut, dann sind die Heilungschancen gut, funktionieren sie nicht so gut, dann wird selbst eine nicht so schwere akute Krankheit leicht zu einer chronischen Erkrankung.

Auf diese individuelle Konstitution wirken äußere und innere Reize und Störfaktoren ein. »Reize« ist der zweite Schlüsselbegriff! Die körpereigene autonome Selbstregulation wird nun versuchen, die Reaktionen des Organismus auf diese äußeren wie inneren Reize auszuregulieren, so daß sie nicht über die Grenzwerte hinausschießen. Ist die Selbstregulation intakt und gelingt es ihr, die Reaktionen im normalen Fließgleichgewicht zu halten, dann bleibt der Mensch gesund. Die Regelungsvorgänge geschehen manchmal unbemerkt, wie bei der Heilung einer kleinen Wunde, manchmal treten aber Symptome auf, die der Betreffende zumeist nicht als Regulationsvorgänge versteht, sondern als Krankheit mißdeutet. Typische Beispiele sind tolerable Temperaturanstiege und kurzzeitiger Durchfall.

Ist die Selbstregulation jedoch schon gestört, also in ihrer Wirksamkeit eingeschränkt, oder sind die Reize zu stark oder zu viele oder zu lange andauernd, dann gelingt es ihr nicht, die Reaktionen zum Normalzustand zurückzuführen. Jetzt treten funktionelle Störungen auf. Können auch sie nicht geheilt werden, dann werden sich strukturell-morphologische Schäden einstellen, also das, was gemeinhin als Krankheit gilt.

Aber es gibt nicht nur krankmachende Reize; die Regulationstherapie, die ich in diesem Buch vertrete und beschreibe und die auch die Grundlage der Therapien mit Wasser darstellt, kennt die therapeutischen Reize. Sie unterscheiden sich von den krankmachenden Reizen dadurch, daß sie gewollt und gezielt eingesetzt werden und vom Therapeuten genau gewählt werden, um das Heilungsziel zu erreichen. In der Therapie mit Wasser müssen diese Reize eine dem Behandlungsziel angemessene Qualität haben.

Reiz und Reaktion

Die Art des Reizes wird durch die gewählten therapeutischen Mittel bestimmt. Ein kalter Kneippknieguß bewirkt einen thermischen Reiz durch die Einwirkung der Wassertemperatur auf die Kälterezeptoren in der Haut, einen mechanischen Reiz durch den leichten Druck des Wasserstrahls auf der Haut, einen chemischen Reiz durch die Reaktionen der Wassermoleküle auf und in der Haut. Ein Moorbad setzt einen mechanischen Reiz durch die geänderte Körperstatik aufgrund der Auftriebskraft des Moorbades, einen thermischen Reiz usw. Die Frage für den Wassertherapeuten ist also: Welche Reize sind geeignet, die beabsichtigte Gegenregulation des Körpers auszulösen? Entsprechend den zuvor beschriebenen unterschiedlichen Aspekten des Wassers müssen wir zusätzlich mit energetischen und informationellen Reizwirkungen rechnen.

Die Menge der Reize wird bestimmt durch die Anzahl der Reize, also die Häufigkeit der Behandlungen, und durch die Anzahl der unterschiedlichen Rezeptoren in der Haut, die auf die Reize ansprechen.

Die Stärke der Reize richtet sich nach der Intensität, also der hohen oder niedrigen Wassertemperatur, sowie der Reizflächengröße und der Reizlokalisation – die gleiche Reizstärke wirkt auf einem empfindlichen Reizareal stärker als auf einem weniger empfindlichen Reizareal. Auch der Zeitfaktor muß bei der Reizstärke berücksichtigt werden, denn die subjektive Reizstärke kann bei längerer Reizdauer abnehmen oder zunehmen. Bei der Reizstärke gilt es das Arndt-Schulzsche Gesetz zu beachten, daß schwache Reize die Lebenskraft anfachen: homöopathische Hochpotenzen; mittlere Reize sie stärken: homöopathische Tiefpotenzen; starke sie hemmen: Allopathie; und stärkste Reize sie zerstören: Chemotherapie und Bestrahlung. Die Ärzte Amelung und Hildebrandt paßten dieses Gesetz den Gegebenheiten der Regulations-, Reaktions- und Anpassungstherapie an: Sie formulieren wörtlich:

- »Schwache Reize, an die der Organismus adaptiert ist, verhindern ein Absinken des normalen allgemeinen Adaptationsniveaus,
- stärkere Reize, die das individuelle Adaptationsniveau überschreiten, lösen adaptive Reaktionen aus,
- stärkste Reize, die die individuelle Adaptationskapazität überschreiten, führen zum »systemic stress«, zur adaptiven Erschöpfung und zur Schädigung des Organismus (z. B. Adaptationskrankheiten).«

Die Dauer der Reize richtet sich nach der beabsichtigten Wirkung und nach der Art des Reizes sowie ihrer Stärke. Der Wasserreiz muß bei einer beabsichtigten Durchblutungsförderung meistens länger andauern als bei der segmentären Anregung einer Organfunktion. Das heißt, daß nach Head definierte Hautbezirke, Segmente genannt, über zugeordnete Nervensegmente mit bestimmten Muskelpartien, Organen usw. in Verbindung stehen. Trifft ein

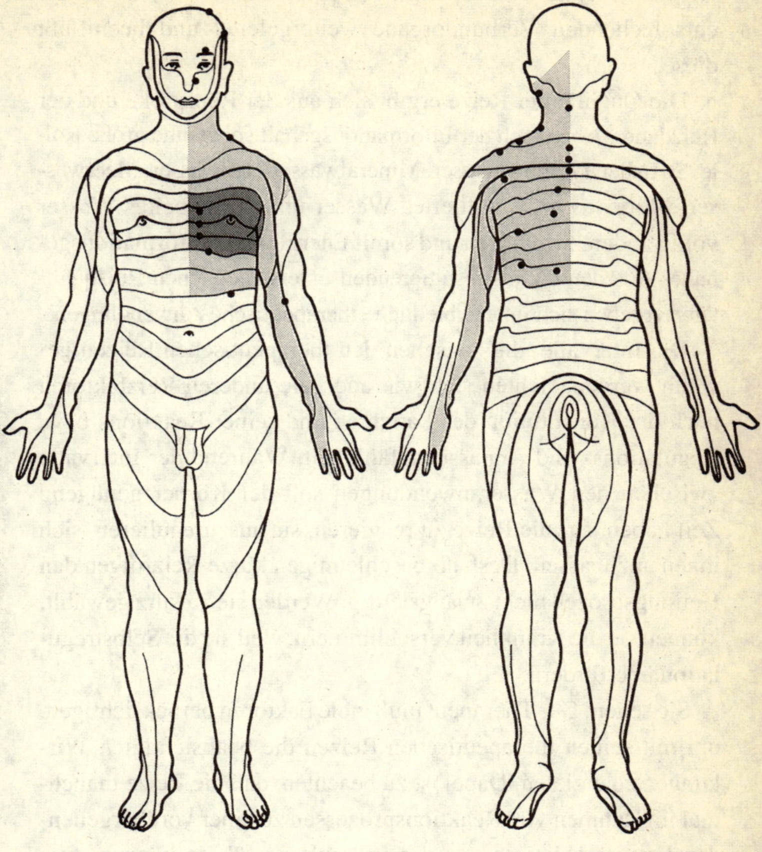

Die Head-Zonen definieren Hautsegmente, von denen aus gezielt mittels nervlicher Impulse innere Organe und Muskelpartien durch Wärme, Kälte, Druck usw. behandelt werden können. Diese Abbildung zeigt in heller Farbe die Zonen, in denen bei Herzerkrankungen nervliche Irritationen auftreten können, der dunkle Bereich stellt die Schmerzzone dar. Von den Punkten aus können therapeutische Beeinflussungen vorgenommen werden.

Reiz ein bestimmtes Hautsegment, dann wird der Impuls an die entsprechenden Verbundorgane weitergeleitet und beeinflußt diese.

Die Qualität der Reize ergibt sich aus der Reizstärke und der Reizdauer. Aber auch der Informationsgehalt spielt eine große Rolle. So haben Leitungswasser, Mineralwasser/Heilwasser, Meerwasser, Moorwasser, destilliertes Wasser und verwirbeltes Wasser völlig andere Strukturen und somit Energie- und Informationsgehalte. Aus den daraus resultierenden unterschiedlichen Reizqualitäten ergeben sich unterschiedliche therapeutische Anwendungen.

Die Intervalle, die zwischen den therapeutischen Reizen gewählt werden, richten sich wie auch die anderen Reizfaktoren nach der Konstitution des Patienten und seiner Reaktions-bzw. Regulations- und Anpassungsfähigkeit. Während der Intervalle zwischen den Wasseranwendungen soll der Körper genügend Zeit haben, auf die Reize zu reagieren, sie auszuregulieren, sich ihnen anzupassen. Deshalb beschleunigen kurze Reizfolgen den Heilungsprozeß nicht zwangsläufig. Werden sie zu kurz gewählt, können sie die Krankheit verschlimmern, weil sie die Selbstregulation überfordern.

Sie sehen: Der Therapeut muß viele Faktoren berücksichtigen, um mit seinen therapeutischen Reizen die beabsichtigten Wirkungen zu erzielen. Dabei ist zu beachten, daß die Reize manchmal im Rahmen von Reaktionsprozessen zu einer vorübergehenden Erstverschlimmerung der Erkrankung führen können, was dem Patienten mitgeteilt werden sollte.

Die therapeutischen Reize lösen im Organismus Reaktionen und Gegenregulationen aus, die in ihrer Qualität von der erwähnten körpereigenen autonomen Selbstregulationsfähigkeit bestimmt werden. Der dritte Schlüsselbegriff ist also »Selbstregulationsfähigkeit«.

Diese autonome Selbstregulationsfähigkeit des menschlichen Organismus entscheidet darüber, ob ein Störreiz den Menschen krank macht oder nicht und ob ein Heilreiz ihn gesund macht oder nicht. Ist die Selbstregulationsfähigkeit intakt, kann sie ihre Aufgaben vollkommen erfüllen, ist sie gestört, ist der Organismus den Störfaktoren weitgehend preisgegeben und erkrankt. Die Heilungstendenz des Körpers ist also das Resultat seiner autonomen Selbstregulationsfähigkeit. Diese ist abhängig von der erwähnten Konstitution des einzelnen: Ohne auf die unterschiedlichen Konstitutionstypen einzugehen, kann gesagt werden, daß manche Konstitutionen mit einer schnellen, heftigen Reaktion auf krankmachende und heilende Reize antworten, andere langsamer und eher schleppend.

Fassen wir zusammen: Ein innerer oder äußerer Störreiz psychischer, energetischer oder materieller Art trifft auf den Organismus und löst dort eine Reaktion aus, zum Beispiel eine Erkältung. Der Organismus beantwortet nun seinerseits diese Reaktion mit einer Gegenreaktion, Gegenregulation, wenn er dazu noch in der Lage ist, z. B. mit Temperaturanstieg, mit Fieber. Dies wiederum hat seine Wirkung: Der Patient gesundet oder nicht.

Ohne Selbstregulation keine Gesundheit

Gesundsein, Kranksein und Heilwerden sind also Prozesse. Gesundheit und Krankheit sind Pole des Lebens wie Tag und Nacht Pole unseres Seins sind. Es gibt keine Gesundheit ohne – zumindest gelegentliche – Krankheit. Das therapeutische Ziel der *ewigen Gesundheit* beruht auf einer Illusion. Denn ständig strömen Reize auf uns ein, die unsere Anpassungsfähigkeit, Reaktionsfähigkeit und Regulationsfähigkeit fordern. Sind die Regulationsmechanismen stark genug, so wird die Folge des Reizes, also die Reaktion, in einer Gegenreaktion des Selbstregulationssystems des Organismus abgebaut werden können. Sind sie nicht effektiv genug, so verbleibt der Organismus in chronischer Krankheit oder geht bei chronischer Überforderung des Abwehrsystems dem Tode entgegen.

Und damit ist der Prozeß des Krankheitsgeschehens beschrieben, versteckt darin sind auch die Grundstrukturen von Gesundheit, Krankheit und Heilung, die wir im folgenden kurz darstellen wollen:

Das Leben pendelt zwischen zwei Polen: Tag und Nacht, Sommer und Winter. Auch die Funktionen des menschlichen Organismus sind rhythmischen Schwingungen unterworfen, wie Atmung und Biorhythmus, oder er ist Schwankungen unterworfen zwischen Grenzwerten, wie Körpertemperatur und Blutdruck. In der ganzheitlichen Medizin ist Gesundheit nun dadurch gekennzeichnet, daß alle Funktionen des Körpers, der Seele und des Geistes rhythmisch und unbehindert zwischen ihren Polen wechseln und schwingen können, ohne Beschwerden zu bereiten.

Diese Pole werden durch die sogenannten biologisch-biographisch bedingten Grenzwerte definiert. Der Rhythmus wird durch die autonome Selbstregulation gesteuert. Eine intakte Selbstregulation unseres Organismus ist also der Schlüssel zur Erhaltung unserer Gesundheit.

Gesundheit ist also im Rahmen einer ganzheitlichen Medizin als die erfolgreiche Selbstregulation des Organismus zu definieren, innere und äußere Störfaktoren auszugleichen und den Organismus so im harmonischen Fließgleichgewicht aller psychosomatischen Funktionen und Strukturen zu halten, innerhalb der biographisch bedingten Grenzwerte. Das ist die Voraussetzung für geistiges, seelisches und körperliches Wohlbefinden.

Zentrale und dezentrale Steuerungen sind für die Verarbeitung von äußeren und inneren Störfaktoren verantwortlich, ebenso wie sie alle anderen Lebensfunktionen, wie den Stoffwechsel, das Wachstum und den Körperaufbau (Strukturbildung), steuern. Sind sie bzw. ihre Regulations- bzw. Anpassungsfähigkeit durch die Reize überfordert, und der Organismus kann sie nicht mehr ausregulieren, dann treten funktionelle Störungen und organische Veränderungen auf. Das ist Krankheit.

Krankheit ist in der ganzheitlichen Medizin die Folge der Unfähigkeit einer eingeschränkten oder überforderten Regulationsfähigkeit des Organismus, Störreize so auszuregulieren, daß die physiologischen Grenzwerte eingehalten werden. Sie besteht in nicht kompensierbaren Funktionsstörungen und/oder in organisch-strukturellen Schädigungen.

Alle Wege führen nicht zum Ziel

Heilung erfolgt spontan oder muß, wenn die autonome Selbstregulation unzureichend ist, durch therapeutische Reize angeregt werden. Bei der Wahl dieser Heilreize können Therapeuten unterschiedliche Wege gehen: Entweder wollen sie mit ihren Therapien direkte Wirkungen erzielen oder indirekte Wirkungen.

Ein Therapeut, der seinen Heilerfolg durch eine direkte Wirkung seiner therapeutischen Maßnahmen erzielen will, geht von einem Reiz-Reaktions-Schema aus, also davon, daß ein bestimmter Reiz – oder mehrere bestimmte Reize – eine bestimmte Reaktion – oder mehrere bestimmte Reaktionen – erzielt. Er würde also kalte Füße mit warmem Wasser erwärmen wollen. Er will den Körper auf direktem Wege zum Ziel führen. Die Möglichkeiten, die ihm dazu zur Verfügung stehen, sind etwa folgende:

1. Er kann Fehlendes ersetzen durch Substitution. Zum Beispiel durch Gaben von Vitaminen, Mineralstoffen, Enzymen, Hormonen, Abwehrstoffen. Durch diese Substitution können die Folgen des Mangels zwar aufgehoben werden, der Körper lernt aber bei der Gabe von Stoffen, die er normalerweise selbst bilden muß, nicht, sie wieder in ausreichendem Maße selbst zu bilden. Die Substitution wird dann zu einer Maßnahme, die lebenslänglich durchgeführt werden muß.
2. Er kann die Krankheitserscheinungen unterdrücken durch Suppression. Zum Beispiel gibt er gegen Fieber Antipyretika, gegen bakteriell bedingte Krankheiten Antibiotika, gegen Depressionen Antidepressiva, gegen Schmerzen Analgetika. Mit diesen Mitteln sind jedoch die Ursachen der Erscheinungen nicht behoben, sondern nur die Erscheinungen selbst, also die Symptome. Die Suppression ist eine Methode, die oberflächlich wirkt, oder – wie man in der medizinischen Fachsprache sagt – palliativ, also bemäntelnd. Sie heilt die Krankheit nicht wirklich.
3. Er kann steuernd in das Krankheitsgeschehen eingreifen. Tut er das mit dem Ziele einer direkten Wirkung, so ist dieses als Fremdregulation von außen zumeist nur von vorübergehender Wirkung, weil das Training der Selbstregulation fehlt und sich die Wirkungen der Therapie verlieren.
4. Er kann ausgleichend arbeiten, indem er anatomische oder funktionelle Störungen des Organs durch die gesteigerte Funktion eines anderen Organs ausgleicht, wie eine Nierenschwäche durch eine Dialyse. Oder er gleicht die geschwächte Funktion eines Organs durch ein künstliches Organ aus, eingeschränkte Hüftgelenksfunktionen durch eine Prothese, eine Herzschwäche durch einen Herzschrittmacher.

Dies sind die Wege der z. Zt. dominierenden sogenannten »Schulmedizin«. Sie haben ihre Berechtigung, wenn der Organismus die Heilung nicht mehr selbst vollziehen kann.

Die Selbstheilung durch Förderung der körpereigenen Leistungen aber ist das Ziel jener Methoden, die eine indirekte Wirkung erzielen wollen. Der Therapeut geht dabei von einem Reiz-Reaktions-Gegenregulations-Mechanismus aus. Denn der Körper versucht stets, die durch einen krankmachenden oder heilenden Reiz gesetzten Wirkungen in einer eigenen Gegenregulation abzubauen. Konkret: Jemandem, dem kalt ist, und der sich warm duscht, dem wird unter der Dusche noch wohlig warm sein. Es wird ihn aber bald wieder frieren, wenn der Körper die überschüssige Körperhitze abbaut. Diese Gegenregulation ist der Grund, warum sinnvollerweise kalte Füße mit kaltem Schnee abgerieben werden, wobei noch die durchblutungsfördernde Massagewirkung hinzukommt. Auf diesem System basieren die kalten Kneippschen Güsse: Sie regen die betroffenen Körperstellen zur verstärkten Durchblutung an und trainieren damit die Selbstregulation und die Blutgefäße. Hierzu später mehr.

Die Maßnahmen, die ein auf der Basis der Gegenwirkungen arbeitender Therapeut einsetzt, sind etwa folgende:

1. Er entlastet den Organismus von schädigenden Reizen. Hierzu gehören die in einer naturheilkundlichen Praxis unverzichtbaren Maßnahmen zur Entgiftung und Entschlackung des Körpers, die Entfernung von Amalgam aus dem Gebiß, die Aufhebung langandauernd wirkender Streßfaktoren wie Sorge und Ärger, die Eliminierung andauernder elektromagnetischer Reize, die Aufhebung krankheitserregender Schwingungen im Körper, die Entstörung von Narben usw. Der ganzheitlich arbeitende Therapeut weiß, daß Krankheit letzten

Endes das Resultat mehrerer gemeinsam wirkender, verursachender und auslösender Reize ist, mit denen die körpereigene Selbstregulation nicht mehr fertig wird, und von denen man so viele wie möglich abbauen muß, um die Selbstregulation zu entlasten.

2. Er kräftigt den Körper durch Training, damit dieser krankmachenden Reizen besser widerstehen kann. Er paßt ihn damit höheren Reizintensitäten an. Auf dem neuen Adaptationsniveau kann der Organismus dann mit sonst krankmachenden Reizen leichter fertig werden. Hierzu gehört allerdings nicht die Desensibilisierung bei allergischen Erkrankungen, die bei einem ohnehin schon überschießenden Abwehrsystem die Reaktionsschwelle und damit die Krankheitsanfälligkeit des Organismus durch steigende Reize zu erhöhen sucht.
3. Er normalisiert die körpereigene Selbstregulation, indem er mit gezielten therapeutischen Reizen eine Gegenwirkung des Organismus provoziert und dadurch die Selbstregulationsfähigkeit anregt. Mit diesem Mechanismen arbeitet die Klassische Homöopathie, in Form der Konstitutionstherapie. Die Bioresonanz-Therapie regt die Selbstregulation an, indem sie die krankhaften Schwingungen verringert oder löscht und zumeist gleichzeitig die gesunden Schwingungen verstärkt. Die Akupunktur bringt den Organismus in ein energetisches Gleichgewicht und steigert damit die Regulationsfähigkeit.

Welcher Wirkungswege bedient sich die Behandlung mit Wasser? Wir müssen unterscheiden in innerliche und äußerliche Anwendungen. Die innerliche Anwendung findet in Form von Trinkkuren mit schadstofffreiem und mineralarmem Wasser bzw. in Form von Trinkkuren mit Mineralwasser oder Heilwasser statt. Die äußerlichen Anwendungen umfassen das ganze Spektrum der hydrotherapeutischen Anwendungen, wie Waschungen, Güsse, Wickel sowie Moor-, Sole-, Thermalbäder usw. Fast alle diese Therapien beruhen (überraschenderweise) – abgesehen von den Mineralwasser-Trinkkuren zur Mineralsubstitution – auf den Regulationsmethoden, die durch Setzung eines Reizes oder auch – bei Kuren in Kurorten – mit Schonungen, Entlastungen und Kräftigungen mit Licht, Sonne, Gymnastik und Diät arbeiten. In den folgenden Kapiteln wollen wir uns diesen zuwenden.

Eine gute Therapie bewirkt also eine Anregung und Förderung der körpereigenen Selbstregulationsfähigkeit einschließlich Abwehr- und Anpassungsfähigkeit durch das Setzen eines spezifischen therapeutischen Reizes. Heilung ist in der ganzheitlichen Regulationstherapie die Wiederherstellung der autonomen Selbstregulationsfähigkeit des Organismus. Dies führt dazu, daß der Organismus wieder Störreize oder Nachfolgeschäden ausregulieren kann.

Diese endogenen Fähigkeiten werden aber erst indirekt, d. h. als Reaktion auf entsprechende Reizbelastungen hin, ausgelöst. Die therapeutisch nutzbaren Reaktionen können spezifisch sein, wie spezifische Immunreaktionen, aber auch unspezifisch in Form umfassender Kompensations- und Ordnungsleistungen. Bei der Therapie mit Wasser – besonders bei der Balneotherapie – werden im allgemeinen unspezifische Reaktionen erzielt, obwohl auch spezifische Reaktionen möglich sind.

Das Grundregulationssystem – Transitstrecke des Körpers

Ein weiteres Schlüsselwort in unserem Zusammenhang ist der Begriff »Grundregulationssystem«. Hiermit ist das Bindegewebe gemeint (vgl. Kapitel 4), das die Organe umgibt. In der hier vertretenen Regulationstherapie wird es als Grundregulationssystem bezeichnet, weil es das grundlegende und in seiner Gesamtheit größte zusammenhängende Organ (System) zur Regulation des Organismus darstellt. Funktionell bedeutet dies, daß alle Lebensvorgänge zu und von den Organzellen über die Grundsubstanz laufen müssen.

Sauerstoff und alle Nährstoffe, die zu den Organzellen gelangen sollen, müssen von den kleinen Blutgefäßen, den arteriellen Kapillaren, durch dieses Bindegewebe transportiert werden, ebenso alle Schlackenstoffe, die von den Zellen zurück ins Blut gelangen und zur Ausscheidung über die Nieren kommen sollen. Schadstoffe, die vom Körper nicht ausgeschieden werden, werden im Bindegewebe abgelagert. Dadurch können Transporte durch das Bindegewebe gestört werden, es können die sogenannten Bindegewebsblockaden auftreten, die zu ganz erheblichen Gesundheitsstörungen führen, und im Extremfall jede Heilung verhindern können. Deshalb betonen Naturheilkundige so sehr die Entschlackung und Entgiftung des Körpers als Voraussetzung für eine erfolgreiche Therapie.

Das Grundregulationssystem eignet sich aufgrund seiner Wasserbindungs- und Ionenaustauschfähigkeit u. a. zur schnellen Informationsspeicherung, -leitung und -verteilung im Sinne der Regulierungen von Wasser- und Elektrolythaushalt. Als übergeordnetes Ordnungsprinzip dient das System der Grundregulation dem Streben des Organismus nach Selbsterhaltung.

Die Wassertherapie wirkt wie die meisten naturgemäßen Heilanwendungen durch gezielte biologische Reize, die das Informationsregulationssystem, das Zentralnervensystem und das Grundregulationssystem direkt ansprechen und Reaktionen der Steigerung der Regulations- und Anpassungsfähigkeit bewirken. Die Wassertherapie soll die Selbstordnungskräfte des Organismus anregen. Ein Beispiel aus der Kneipptherapie: Ein kalter Guß ist ein starker Reiz. Er führt zu einer momentanen Unterkühlung des betreffenden Hautareals. In der Gegenreaktion wird der Organismus dieses Hautareal erwärmen und damit die Reaktionsfähigkeit des Organismus auf Kältereize erhöhen.

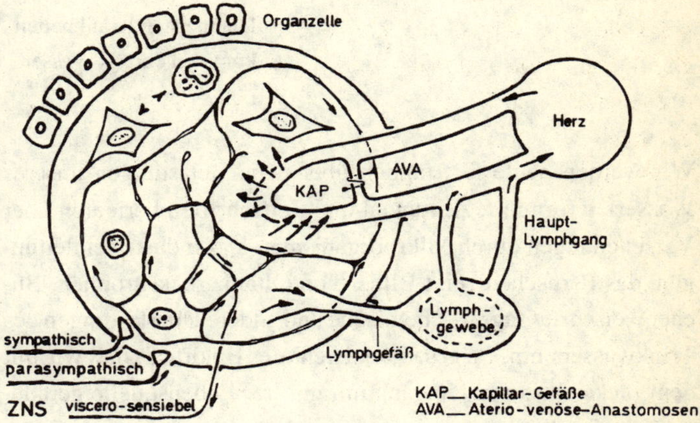

Das Grundregulationssystem ist das »Bindegewebe« zwischen Blutgefäßen, Lymphgefäßen sowie Nervenendungen und Organzellen. Alle Stoffwechselprodukte und Nervenimpulse müssen durch dieses Transitgewebe hindurch.

6. Kapitel

Krankmachende Wässer

> Die meisten Krankheiten
> kommen durchs Wasser.
> *Louis Pasteur*

Wir werden heute fast täglich über neue Belastungen unseres Wassers informiert. Zeitungen und Zeitschriften berichten über Verseuchungen durch Mikroorganismen und Industrieeinleitungen, das Fernsehen zeigt Bilder von Öltankerkatastrophen, Bücher weisen auf (agrar-)chemische und andere Überlastungen des Trinkwassers hin. Insgesamt entsteht der Eindruck, daß wir mit dem rücksichtslosen Umgang mit unserer Lebensquelle geradewegs in den Trinkwassernotstand marschieren:

- Bakterien, Pilze und Viren verschmutzen das Wasser auf »biologische« Weise.
- Industriell hergestellte Akarizide (Milbengifte), Fungizide (Pilzgifte), Herbizide (»Un«kräutergifte), Insektizide (Insektengifte), Molluskizide (Schneckengifte) und Nematizide (Fadenwürmergifte) aus der Landwirtschaft belasten das Wasser organisch.
- Anorganische Stoffe wie Arsen, Asbest, Kalk, Schwermetalle erhöhen die Belastung.
- Radioaktiver »Fallout« wie Plutonium, Radium und Strontium 90 bringen das Wasser zum Strahlen.

Aber das Bild, das wir uns aus den mosaikartigen Meldungen machen können, ist unvollständig. Es gibt keine exakten Kartierungen von Wasserbelastungen und vor allem keine wissenschaftlichen Untersuchungen über die Folgen langfristiger Belastungen beim Menschen, und so können die Zuständigen die Probleme weiterhin verharmlosen.

Natürlich kann auch dieses Buch keine genauen Angaben dazu machen, wer durch welches Wasser wie belastet ist und wie er durch welche Maßnahmen die krankhaften Folgen wann behoben haben kann. Aber wir wollen versuchen, uns einen systematischen Überblick über die Belastungen des Trinkwassers zu verschaffen und sehen, wie man diese bis zu welchem Grade abstellen kann, um das Wasser des privaten Gebrauchs wieder als gesund und heilend bezeichnen zu können.

Zur Untersuchung der Wasserqualität werden qualitative und quantitative Methoden eingesetzt. Mit qualitativen Methoden wird festgestellt, welche mikrobiellen und toxischen Stoffe im Wasser enthalten sind (Nachweis der einzelnen Stoffe im Wasser). Die quantitativen Analysen prüfen die Mengen – also die Konzentrationen – der im Wasser festgestellten Elemente und Verbindungen. Beide Verfahren ergänzen einander. Ferner wird das Wasser bakteriologischen und biologischen Analysen unterzogen.

Mit der chemischen Analyse wird die Menge der gelösten anorganischen und organischen Stoffe festgestellt: die im Wasser enthaltenen Anionen und Kationen, die Nichtelektrolyte, der biochemische und chemische Sauerstoffbedarf, der für die Oxydation der organischen Stoffe benötigte Sauerstoff, die im Wasser gelösten Gase, die Härte und der Verdampfungsrückstand und die Konzentrationen der Wasserstoffionen, also der pH-Wert.

Mit physikalischen Analyseverfahren werden Dichte, Farbe,

Geruch, Geschmack, elektrische Leitfähigkeit, Temperatur, Trübung und Radioaktivität des Wassers gemessen.

Die bakteriologische Analyse prüft, ob im untersuchten Wasser krankheitserregende Keime enthalten sind und ob diese in ihrer Menge gesundheitsgefährend sein können. Indikatoren sind zumeist die aus Fäkalien stammenden Kolibakterien.

Die biologische Analyse untersucht, ob im Wasser Mikroorganismen oder toxische Stoffe vorhanden sind.

Wir können jetzt die zuvor beschriebenen Arten des Wassers mit ihren materiellen, energetischen und informationellen Aspekten einbeziehen sowie unser Wissen über das Wasser im Menschen. Dadurch können Sie einen recht guten Überblick über das gewinnen, was mit dem Wasser auf Sie zukommt bzw. in Sie hineinkommt. Im Kapitel 7 werden Sie erfahren, was Sie persönlich zur Trinkwassernachaufbereitung tun können.

Grenzwerte und Gesundheit

Eine Gefährdung der Gesundheit des Menschen durch Trinkwasser ist möglich durch Keime von Infektionskrankheiten oder durch toxische Stoffe. Deswegen darf Trinkwasser keinerlei Infektionskeime oder toxische, radioaktive oder biologisch aktive Stoffe enthalten.

Beginnen wir mit dem, was offiziell »sein sollte«, zunächst einmal unabhängig davon, ob das so auch ausreichend ist.

Das Bundesseuchengesetz vom 18. Dezember 1979 will mit rechtlichen Bestimmungen das Entstehen übertragbarer Krankheiten, wie Cholera, Gastroenteritis, Paratyphus, Ruhr und Typhus, durch Krankheitserreger, wie Salmonellen, Shigellen und Vibrionen, durch Trinkwasser verhüten. Diese Infektionskrankheiten haben, wie wir aus der Geschichte wissen, oft zu verheerenden Seuchen geführt. Eine der größten Trinkwasserepidemien in der Neuzeit kostete 1892 in Hamburg 8605 Menschen das Leben: sie hatten ungefiltertes Elbwasser getrunken. Inzwischen sind die hygienischen Bedingungen so verbessert, daß eine Trinkwasserepidemie 1978 in Ismaning zwar 2400 Erkrankungen, aber keine Todesfälle mehr zur Folge hatte.

Das Lebensmittel- und Bedarfsgegenständegesetz vom 15. August 1974 regelt die Trinkwasserbeschaffenheit, ohne Trinkwasser namentlich zu erwähnen. Daß Trinkwasser ein »Lebensmittel« ist, geht aus der Trinkwasserverordnung, die die Beschaffenheit und Überwachung von Trinkwasser und Wasser für Lebensmittelbetriebe konkretisiert, hervor. Nach § 8 über die Verbote zum Schutz der Gesundheit ist es verboten,

1. Lebensmittel für andere derart herzustellen oder zu behandeln, daß ihr Verzehr geeignet ist, die Gesundheit zu schädigen;
2. Stoffe, deren Verzehr geeignet ist, die Gesundheit zu schädigen, als Lebensmittel in den Verkehr zu bringen.

Was heißt das nun konkret? Was kann die Gesundheit schädigen? Wir haben schon gesehen, daß nicht nur die materiellen Bestandteile gemeint sein können, über deren Quantitäten schon genug gestritten wird, sondern darüber hinaus und vielleicht noch wichtiger die Energiegehalte, nämlich die »Lebendigkeit« und Informationsgehalte des Trinkwassers, die die Gesundheit schädigen können.

Die Trinkwasserverordnung vom 23. Januar 1991 regelt im 1. und 2. Abschnitt die Trinkwasserbeschaffenheit in Form von Richt- und Grenzwerten und die Modalitäten der Trinkwasseraufbereitung.

Die Beschaffenheit des Trinkwassers bezieht sich auf die mikrobiologischen Anforderungen und die zulässigen Inhaltsstoffe. Das Trinkwasser muß frei sein von Krankheitserregern. Bei den Inhaltsstoffen gibt es erwünschte und unerwünschte, die akut toxisch oder allergisch wirken können oder bei längerer Aufnahme krebserregend oder erbgutschädigend sein können. Deshalb dürfen Stoffe nur in solchen Konzentrationen im Trinkwasser enthalten sein, die für die menschliche Gesundheit keine Bedrohung darstellen. Die Grenzwerte für chemische Stoffe sind in der Anlage 2, die für die Trinkwasseraufbereitung zugelassenen Zusatzstoffe in Anlage 3, die Grenzwerte zur Beschaffenheit des Wassers in der Anlage 4 und Richtwerte für weitere chemische Stoffe in der Anlage 7 der Trinkwasserverordnung festgelegt.

Kenngrößen, Richtwerte und Grenzwerte für chemische Stoffe im Trinkwasser, gültig für die Bundesrepublik Deutschland

		Grenzwert mg/l
**	Aluminium	0,2
**	Ammonium	0,5
*	Antimon	0,01
*	Arsen	0,04
**	Barium	1
*	Blei	0,04
**	Bor	1
*	Cadmium	0,005
**	Calcium	400
**	Chlorid	250
*	Chrom	0,05

	Grenzwert mg/l
* Cyanid	0,05
** Eisen	0,2
* Fluorid	1,5
** Kalium	12
** Kjeldahl-Stickstoff	1
*** Kupfer	3
** Magnesium	50
** Mangan	0,05
** Natrium	150
* Nickel	0,05
* Nitrat	50
* Nitrit	0,1
** Phenole	0,0005
** Phosphor	6,7
* Quecksilber	0,001
* Selen	0,01
** Silber	0,01
** Sulfat	240
*** Zink	5
* Polycyclische aromatische Kohlenwasserstoffe – Fluoranthen – Benzo-(b)-Fluoranthen – Benzo-(k)-Fluoranthen – Benzo-(a)-Pyren – Benzo-(ghi)-Perylen – Indeno-(1, 2, 3-cd)-Pyren	insgesamt 0,0002

	Grenzwert mg/l
* Organische Chlorverbindungen	insgesamt
– 1, 1, 1-Trichlorethan	0,01
– Trichlorethen	
– Tetrachlorethen	
– Dichlormethan	
– Tetrachlormethan	0,003
* Organisch-chemische Stoffe zur Pflanzenbehandlung und Schädlingsbekämpfung einschließlich ihrer toxischen Hauptabbauprodukte und polychlorierte, polybromierte Biphenyle und Terphenyle	einzelne Substanz 0,0001 insgesamt 0,0005

* = Grenzwerte für chemische Stoffe nach Anlage 2 zur TrinkwV § 2.

** = Kenngrößen und Grenzwerte zur Beurteilung der Beschaffenheit des Trinkwassers nach Anlage 4 zur TrinkwV § 3.

*** = Richtwerte für chemische Stoffe nach Anlage 7 zur TrinkwV § 3.

Die Trinkwasserverordnung gibt an, welche Höchstbelastungen dem Trinkwasser nach dem derzeitigen Stand der Wissenschaft (und des Kommerzes) zugemutet werden dürfen. Aber wie sollte das ideale Trinkwasser beschaffen sein? In Anlehnung an die Erkenntnisse von Vincent, auf die wir in Kapitel 10 eingehen werden, beschreibt Kokoschinegg das Trinkwasserprofil wie folgt:

Temperatur	8 bis 12 °C
Nitrate	weniger als 10 mg
Nitrite	keine
Chloride	weniger als 30 mg/l
Sulfate	weniger als 60 mg/l
Gesamthärte	weniger als 18 Grad
Schwermetalle	keine
pH-Wert	7
Phosphat	weniger als 1 mg/l

Das Wasser sollte kühl, klar, farblos, ohne Geruch und unangenehmen Geschmack sein.

Die Vorstellung, daß Wasser H_20 sei, ist also auch angesichts der Vielzahl mikrobiologischer oder chemischer Inhaltstoffe eine Illusion. Mit jedem Schluck Wasser nehmen wir zusätzlich zu den Wasserstoff- und Sauerstoffatomen eine Vielzahl chemischer Stoffe und Mineralien auf, die nur in seltenen Fällen als Nährstoffe gelten können. Meistens wirken sie als Reize, die den Organismus belasten und Reaktionen herausfordern. Wenn die Stoffe dann nicht im Körper entgiftet und ausgeschieden werden können, können unspezifische und spezifische Erkrankungen sowie vorzeitiges Altern auftreten.

Die toxischen und/oder allergischen Folgen hängen von der Regulationsfähigkeit ab, die wiederum konstitutions- und altersabhängig ist. Wissenschaftlich konnten bisher nur wenige Kausalverbindungen nachgewiesen werden. Wie schnell sich die Aktualität des Wissens ändert, ist hinreichend bekannt; so lastete man bis vor kurzem noch dem Natrium den Bluthochdruck an, inzwischen glaubt man im Kalium den Übeltäter gefunden zu haben.

Die wenigen erforschten und anerkannten Kausalbeziehungen sind wahrscheinlich nur die Spitze eines »Eisberges«, besonders wenn man an die energetischen und informationellen Beziehungen denkt. Die Dunkelziffer der schadstoffinduzierten Krankheiten, die z. T. allgemein unter »umweltbedingten Krankheiten« laufen, ist enorm hoch. Sie beherbergt mit Sicherheit auch noch viele Erkrankungen, die unter dem Etikett »Erkrankung unbekannter Ursache« laufen. Eine konkrete Aussage über Schadstoffwirkungen zu treffen, ist deshalb schwierig.

Am bekanntesten ist die ganzheitlich auftretende Bindegewebsverschlackung, die durch Ablagerung anorganischer Mineralien und nicht ausgeschiedener Schadstoffe entsteht. Sie führt durch Verlegung der schon beschriebenen Transitstrecke und energetisch-informationelle Störungen der Zellfunktion zu unspezifischen Befindlichkeitsstörungen und Erkrankungen, wie chronischer Energielosigkeit, Schwäche und Nervosität.

Wenn wir uns nun den Kenngrößen, Richt- und Grenzwerten zuwenden, werden wir uns nach obiger Liste richten. Die alphabetische Reihenfolge erleichtert das Auffinden der Sie persönlich interessierenden Stoffe.

Der menschliche Organismus muß bestimmte Nährstoffe, die er nicht selbst herstellen kann, mit den Nahrungsmitteln aufnehmen. Zu ihnen gehören bestimmte Vitamine und Mineralstoffe. Diese Mineralstoffe werden essentielle, d. h. lebensnotwendige Mineralien genannt; sie werden unterteilt in Mengenelemente, der mittlere Gehalt dieser Mineralstoffe beträgt mehr als 50 Milligramm pro Kilogramm Körpergewicht, und Spurenelemente, hier liegt der mittlere Gehalt bei weniger als 50 Milligramm pro Kilogramm Körpergewicht. Neben ihnen gibt es nichtessentielle und toxische Inhaltsstoffe sowohl in den Nahrungsmitteln wie auch im Wasser. Da besonders in der Mineralwasserwerbung immer wieder damit gelockt wird, daß die im Mineralwasser enthaltenen, anorganischen Mineralien lebensnotwendig seien, listen wir die essentiellen und nichtessentiellen Inhaltsstoffe in Nahrungsmitteln und Trinkwasser bzw. Mineralwasser auf, damit Sie vergleichen können. Im Vergleich werden Sie sehen, daß einige im Trinkwasser in begrenzten Mengen zugelassene Stoffe nicht zu den essentiellen Stoffen gehören und zum Teil giftig, toxisch, sind: Ammonium, Antimon, Barium, Bor, Stickstoff, Phenole und daß andere toxische Stoffe nicht in der Liste aufgeführt sind: Asbest, Phosphate. Wieweit anorganische Mineralstoffe in Nahrungsmitteln und Trinkwasser wirklich essentiell, also lebensnotwendig sind, ist umstritten.

Auf den nächsten Seiten finden Sie die allgemeine Aufstellung der essentiellen sowie nichtessentiellen und toxischen Inhaltsstoffe von Nahrungsmitteln und Trinkwasser, danach besprechen wir die schädlichen Aspekte der Inhaltstoffe.

Essentielle, nichtessentielle und toxische Inhaltsstoffe

1. Essentielle Inhaltsstoffe

Mengenelemente	*Spurenelemente*	
Calcium	Chrom	Molybdän
Chlor	Eisen	Nickel
Kalium	(Fluor)	Selen
Magnesium	Jod	Silizium
Natrium	Kobalt	Vanadium
Phosphor	Kupfer	Zinn
Schwefel	Mangan	Zink

2. Nichtessentielle Inhaltsstoffe und toxische Inhaltsstoffe

anorganische Substanzen	*organische Substanzen*
Aluminium	Pflanzenschutzmittel (PSM)
Arsen	Polycyclische aromatische Kohlenwasserstoffe (PAK)
Asbest	Halogenierte Kohlenwasserstoffe (HKW)
Barium	Komplexbildner
Blei	
Cadmium	
Cyanid	
Nickel	
Nitrat und Nitrit	
radioaktive Metalle	
Quecksilber	
Silber	
Thalium	
Zyanide	

Und nun alphabetisch zur Behandlung der Inhaltsstoffe, ihren zugeordneten Werten und ihren tatsächlichen Eigenschaften.

Aluminium: Die tägliche Aluminiumaufnahme beträgt geschätzt etwa 9 bis 14 mg. Die normalerweise im Körper angereicherte Menge beträgt ca. 300 mg. Sie scheint nur wenig zu den physiologischen Abläufen beizutragen.

Die Aluminiumlöslichkeit ist in neutralem Wasser gering. Daher ist die Aluminiumkonzentration im Trinkwasser ebenfalls gering. Der Grenzwert von 0,2 mg/l kann normalerweise problemlos eingehalten werden.

Bedingt durch den sauren Regen und die Reaktion des Aluminiums mit anderen Mineralien im Boden, kann jedoch das Rohwasser überhöhte Werte enthalten, die von den Wasserwerken reduziert werden müssen. Andererseits setzen Wasserwerke oft Aluminiumsalze zum Ausfällen von Phosphaten in Abwässer ein.

Über den Einfluß geringer Aluminiummengen auf die menschliche Gesundheit ist nichts Gesichertes bekannt. In den homöopathischen Arzneimittellehrbüchern finden sich unter »Aluminium« allerdings eine Vielzahl von Symptomen, die bei Gesunden mit homöopathischen Verdünnungen mit Aluminium erzielt wurden. Man kann aufgrund der homöopathischen Potenzierungen zwar keine direkten Vergleiche zu möglichen Trinkwasseraluminiumschäden ziehen, aber schon die Tatsache, daß homöopathisches Aluminium Symptome macht, sollte uns jegliche Aluminiumbelastung des Trinkwassers nachdenklich machen. Das gleiche gilt natürlich für alle anderen Schadstoffe im Trinkwasser.

Ammonium: Der Körper erhält durch die Ernährung offensichtlich genügend Ammonium. Über mögliche Schäden durch Ammonium im Trinkwasser liegen keine Ergebnisse vor.

Antimon: Die Antimon-Toxizität ist noch nicht endgültig geklärt. Einen Hinweis auf eine Giftwirkung des Antimon gibt uns vielleicht ein prominenter Verstorbener: Napoleon Bonaparte. Die historische Überlieferung, er sei an einer Arsenvergiftung gestorben, wird neuerdings angezweifelt. Man vermutet heute, daß er eine Antimonmedikation nicht überlebt hat.

Arsen: Arsen gilt als toxischer Stoff. Es ist noch ungeklärt, ob er in kleinen Mengen essentiell ist. Jedenfalls enthalten Nahrungsmittel und Trinkwasser wegen seiner Allgegenwärtigkeit ständig Spuren, oft organisch gebunden. Der Grenzwert von 0,04 mg/l ist aber immer gut einzuhalten.

Eine regelmäßige überhöhte Aufnahme von Arsen kann jedoch zu Schädigungen des zentrale Nervensystems und Hautkrebs führen, auch zum Tod. Wem fällt da nicht der Krimi »Arsen und Spitzenhäubchen« ein?

Asbest: Asbest ist in der Trinkwasserverordnung nicht aufgeführt. Es darf im Trinkwasser nicht enthalten sein.

Aber es gibt unterschiedliche Möglichkeiten des Eintrages von Asbest ins Trinkwasser:

- Asbest gerät durch Verwitterung aus natürlichen Vorkommen ins Oberflächen- oder Grundwasser.
- Asbest wird durch die Lösungseigenschaften des Wassers aus Asbestzementrohren herausgelöst und gerät ins Trinkwasser.
- Asbest gerät durch menschliche Aktivitäten in die Atmosphäre und damit ins Oberflächen- und Grundwasser.

Zwar steht Asbest im Verdacht, krebserregend zu sein, aber es gibt aufgrund der langen Latenzzeit des Asbest noch keine gesicherten Beweise, daß Asbest im Trinkwasser tatsächlich Krebs verursacht. Der Verdacht sollte jedoch zur Vorsicht mahnen.

Atrazin: Atrazin ist ein sogenanntes Pflanzenschutzmittel, ein Herbizid, eingesetzt hauptsächlich beim Maisanbau und zur Vernichtung von Wildkräutern. Seit 1990 ist es aufgrund der Nichtverlängerung der behördlichen Zulassung durch das Bundesgesundheitsamt verboten.

In Trinkwasseranalysen finden sich immer wieder Werte, die nahe an den Grenzwert herankommen oder ihn übersteigen: 1990 wurden die Grenzwerte der Pflanzenbehandlungs- und Schädlingsbekämpfungsmittel (PSM) in Bayern bei etwa 1/3 der Wasserversorgungsanlagen überschritten, überwiegend durch Atrazin und sein nicht minder giftiges Abbauprodukt Desethylatrazin. Da beide langsam ins Grundwasser sickern, wird das wohl in naher Zukunft auch nicht besser werden. Als kleiner Trost: Es gab 1990 nur etwa 1650 Pflanzenbehandlungs- und Schädlingsbekämpfungsmittel mit nur etwa 285 Wirkstoffen, von denen sich immerhin schon die Hälfte mit Routineverfahren erfassen läßt.

Atrazin kann in hoher Dosierung bei Tieren erbgutschädigend und krebserzeugend oder gar tödlich wirken. Eine gesundheitsschädigende Wirkung auf Menschen ist noch nicht nachgewiesen, aber wahrscheinlich.

Da die PSM-Grenzwerte für das Trinkwasser und nicht für das Grundwasser festgelegt sind, stellen sie für Produktion, Vermarktung und Einsatz kein Problem dar. Die Kosten für die aufwendigen Trinkwasseraufbereitungen werden ja ohnehin auf die Wasserpreise abgewälzt.

Blei: Der Bleigrenzwert liegt bei 0,04 mg/l. Blei stellt eine der großen potentiellen Gesundheitsgefährdungen dar, die im Trinkwasser lauern. Noch etwa 15 Prozent aller Wasserleitungsrohre der Bundesrepublik (alte Bundesländer) sind – besonders in den älteren Wohnhäusern – Bleirohre.

Trinkwasser enthält im Durchschnitt 0,017 mg/l; läuft es durch Bleirohre, kann sich der Bleigehalt durch Herauslösen von Blei-Ionen auf 0,02 bis 0,2 mg/l erhöhen. Dieses Herauslösen passiert bei weichem Wasser eher; hartes Wasser kann in den Bleirohren Bleikarbonat bilden, das die Rohre beschichtet und Ablösungen verhindert.

Besonders gesundheitsgefährdend ist das sogenannte Stagnationswasser – das ist das Wasser, das z. B. über Nacht in der Leitung stehengeblieben ist. Es kann morgens bei der ersten Entnahme eine Konzentration bis zu 0,3 mg/l aufweisen, was erheblich über dem zulässigen Trinkwassergrenzwert liegt. Bewohner von Altbauten mit Bleirohren sollten daher vorsichtshalber das Leitungswasser vor seinem Verzehr eine Zeitlang ablaufen lassen.

Da Kleinkinder eine fünffache Bleiresorptionsrate von Erwachsenen haben, ist diese Menge bei Kleinkindern und Schwangeren nicht tolerierbar. Urinteststäbchen aus der Apotheke können Auskunft darüber geben, ob der Urin durch Blei sauer oder alkalisch reagiert.

Mit haushaltsgängigen Wasseraufbereitungsgeräten wie den Umkehrosmose-Geräten und der Dampfdestillation kann die Bleikonzentration im Trinkwasser um ca. 97 Prozent reduziert werden. Die Verbraucherzentralen werden Ihnen gerne Auskunft über die für Sie geeigneten Geräte geben.

Blei ist schon in Mikrogrammkonzentrationen giftig. Als Folgen können auftreten:

- bei Föten, Säuglingen und Kleinkindern Entwicklungsstörungen des Gehirns mit unheilbaren Einbußen von Intelligenz sowie Lern- und Konzentrationsfähigkeit,
- bei Kindern und Erwachsenen Funktionsstörungen des Nervensystems mit den oben beschriebenen Folgen, zusätzlich sind Kopfschmerzen und Schlafstörungen möglich.

Cadmium: Der Trinkwasser Grenzwert von 0,005 mg/l wird im allgemeinen unterschritten. Namhafte Belastungen treten nur durch Eintragungen aus Stahlwasserrohren mit Auskleidungen von Zink-Cadmium-Legierungen auf. Bei Belastungsverdacht empfiehlt sich eine Analyse des Trinkwassers. Auch hier bieten Wasseraufbereitungsgeräte die Möglichkeit, das Risiko zu senken.

Cadmium kann sich in Leber, Nierenrinden, Schilddrüse und Knochen anreichern.

Calcium: Der Calciumgrenzwert des Trinkwassers liegt bei 400 mg/l, der Calciumgehalt der Haare laut Bundesgesundheitsamt bei 400 mg/kg.

Ausgerechnet beim Calcium sind sich die Wissenschaftler über die Toleranzschwelle uneinig. Während die einen darauf hinweisen, daß eine überschüssige Calciumzufuhr vom Körper nicht verwertbar ist, was bei ca. 70 Prozent vorkommt – z. B. bei Schwangeren und Sportlern – behaupten andere, vor allem amerikanische Ärzte, daß eine überhöhte Calciumzufuhr zu »Verkalkungen« von Blutgefäßen und Gehirn führt, was auch stimmt.

Unabhängig von diesem Gelehrtenstreit ist die Nutzung des Calciums von Wechselwirkungen mit anderen Mineralien im Körper abhängig, was bei der Festlegung von Grenzwerten nicht berücksichtigt werden kann.

Chlor: Chlor wird dem Wasser als Desinfektionsmittel zum Abtöten von Bakterien und Keimen zugesetzt. Zwar achten die Wasserwerke bei der Chlorierung im allgemeinen auf die Einhaltung der Grenzwerte, aber manchmal heiligt der Zweck der Hygienisierung des Trinkwassers das Mittel Überchlorierung. Wenn wir den Chlorgeruch und Chlorgeschmack im Trinkwasser wahrnehmen können, kann die dahinterstehende Chlormenge ausreichen, in Magen und Darm befindliche lebensnotwendige Bakterien zu zerstören. Die Verdauung kann dann schwer gestört werden, mit einigen Folgeerscheinungen wie Untervitaminierung. Bei zu intensiver Chlorierung kann außerdem das Trinkwasser mit Mineralsalzen überschwemmt werden – Risiken für Herz-Kreislauf-Patienten. Darüber hinaus kann Chlor in Verbindung mit organischen Substanzen krebserregende Stoffe bilden.

Chrom: Der Grenzwert beträgt 0,05 mg/l, der tägliche Chrombedarf liegt bei 0,05 bis 0,2 mg. Mit dem Trinkwasser wird ein großer Teil aufgenommen.

Die Wissenschaftler sind sich nicht ganz einig, ob Chrom ein lebensnotwendiges Element ist oder ein toxisches. Vermutlich ist es im Normalbereich förderlich, kann aber auch – wie fast jedes Element, wenn es extrem erhöht vorkommt, giftig wirken.

Cyanid: Der Grenzwert beträgt 0,05 mg/l. Stark überhöhte Cyanidwerte können beim Menschen in die Atmungskette eingreifen und im Extremfall zu einem Stillstand der Atmung (»innere Erstickung«) führen. Da die von der Weltgesundheitsorganisation als tolerierbar angegebene tägliche Aufnahmemenge 8,4 mg beträgt, können gefährdende oder gar tödliche Dosen bei Trinkwasser nicht auftreten.

Eisen: Eisen ist ein essentielles Spurenelement. Von der je nach Bindungsform des Eisens und Gesamtzusammenstellung der Nahrung notwendigen Eisenzufuhr von 5 bis 28 mg/Tag wird nur etwa 20 Prozent aus dem Darm in den Körper aufgenommen. Bei einseitiger Ernährung tritt leicht Eisenmangel auf, bei Stoffwechselentgleisung, d. h. Ungleichgewicht des Stoffwechsels, kann es vorkommen, daß Eisen nicht bioverfügbar ist. Beides kann sich in Konzentrationsschwäche und allgemeiner Mattigkeit äußern.

Der Eisengehalt des Trinkwassers ist je nach seiner Herkunft aus dem Grundwasser (mehr) oder Oberflächenwasser (weniger) unterschiedlich. Bei Eisengehalten in Höhe des Grenzwertes von 0,2 mg/l tritt ein unangenehmer metallischer Geschmack auf. Schon deshalb ist es erlaubt, eisenhaltiges Trinkwasser und auch Mineralwasser zu enteisen.

Eisen kann sich im Körper kumulieren. Bei erniedrigtem Eisenspiegel kann Eisen daher bei wiederholter Einnahme sich zu Mengen addieren, die toxisch wirken können.

Fluorid: Fluorid wird in geringen Mengen zur Knochen- und Zahnschmelzbildung benötigt. Deshalb setzen einige US-amerische Staaten und die Schweiz dem Trinkwasser Fluorid zu. Eine Kariesprophylaxe wird bei einer täglichen Fluoridaufnahme von 1,5 bis 2,5 mg erreicht. Das Problem ist, daß bei diesem Salz der Feuerwasserstoffsäure die therapeutische Wirkung und die schädigende Wirkung nahe beieinander liegen. Deshalb ist die »Zwangsfluoridierung« beim Trinkwasser sehr umstritten. Schon eine geringe Überschreitung der optimalen Menge führt zu flekkigem Zahnschmelz und Brüchigkeit der Zähne, größere Überschreitungen (über 8 mg/Tag über einen längeren Zeitraum) zu systematischen Schäden des Organismus wie Knochen- und Skelettveränderungen sowie neurologischen Erkrankungen, weil Fluoride Eisen- und Calciummangelerscheinungen bewirken und stark ätzend sind.

Bei der Mehrzahl der Trinkwässer liegt der Fluoranteil weit unter dem Grenzwert 1,5 mg/l. Da einige Mineralwässer aber hohe Fluoridanteile enthalten, sollte beim Kauf auf eine entsprechende Deklarierung geachtet werden: Ab einem Fluoridgehalt von 1,5 mg/l ist die Deklarierung auf dem Etikett Gesetz.

Kalium: Der tägliche Kaliummindestbedarf beträgt ca. 0,8 g, die empfohlene Aufnahme 3 bis 4 g täglich. Man könnte meinen, daß diese Menge bei einer gesunden Mischkost gesichert ist. Kalium wird aber von 80 Prozent der Bevölkerung sehr schwer verwertet. Bei einem Ungleichgewicht des Stoffwechsels kann es nicht bioverfügbar gemacht werden, dann bleibt der Kaliumspiegel oft erniedrigt.

Der Grenzwert beträgt 12 mg/l. Überhöhte Werte weisen auf Kaliabwässer und im Verbund mit Natriumüberschuß auf fäkale Abfallstoffe hin.

Kupfer: Der Grenzwert für Kupfer im Trinkwasser ist festgesetzt mit 3 mg/l. Dieser Wert wird von den Wasserwerken normalerweise eingehalten. Das Trinkwasser aus Kupferrohren kann jedoch bei weichem und saurem Wasser leicht bis stark erhöhte Werte aufweisen. Da sich Kupfer im Organismus anreichert, steigt die Gefahr einer Kupfervergiftung, obwohl Kupfer an sich ein essentielles Spurenelement ist. Hier droht besonders Säuglingen und Schwangeren Gefahr. In einer Region im Schwarzwald wurde bei einer Autopsie von gestorbenen Säuglingen als Todesursache Leberzirrhose diagnostiziert – alle acht Kinder hatten Wasser aus Kupferleitungen getrunken. Aufgrund dieses Ergebnisses wird seitdem von Ärzten empfohlen, Säuglingsnahrung mit Mineralwasser zuzubereiten. Auch Jugendliche und Erwachsene, bei denen überhöhte Zellkupferwerte festgestellt wurden, sollten sich an diese Empfehlung halten.

Magnesium: Die Tageszufuhr von Magnesium beträgt ca. 300 bis 400 mg. Die Aufnahme ist im allgemeinen durch die Ernährung gesichert.

Der Grenzwert ist 50 mg/l. Angesichts der Gesamt-Magnesiumzufuhr mit der Ernährung ist die Aufnahme von Magnesium durch das Trinkwasser problemlos.

Mangan: Der tägliche Bedarf an Mangan beträgt 2,5 bis 5 mg. Er kann jedoch wegen des Manganmangels in den Böden meistens nicht mit der Ernährung gedeckt werden, oft ist er erniedrigt wegen seiner Wechselwirkung mit anderen Elementen. Trinkwasser kann den Mangel nicht ausgleichen, weil wir so viel nicht trinken können. Deshalb ist auch eine Überschreitung des Grenzwertes 0,05 mg/l unbedenklich, das Trinkwasser erhält lediglich einen unangenehmen metallischen Geschmack.

Natrium: Der Grenzwert für Natrium liegt bei 150 mg/l, er wird in der Regel nicht überschritten. Der EG-Richtwert von 20 mg/l wird auch von der Weltgesundheitsorganisation unterstützt. Etwa 80 Prozent des Trinkwassers halten diesen Wert ein. Die Natriummenge, die wir mit dem Trinkwasser aufnehmen, stellt den geringsten Teil der durch die Gesamternährung aufgenommenen Menge dar. Der Natriumgehalt des Trinkwassers sollte also nicht überbewertet werden, nur Extremwerte sind zu beachten.

Nickel: Die Nickelkonzentration natürlicher Gewässer liegt unter dem Grenzwert der Trinkwasserverordnung (0,05 mg/l). Durch Abwässer kann der Gehalt des Rohwassers auf 1 mg/l steigen. Die Funktionen des Nickels für den Stoffwechsel sind noch unbekannt. Die im Trinkwasser vorhandenen Nickelkonzentrationen scheinen kaum schädigende Wirkungen auf die Menschen zu haben.

Nitrat/Nitrit: Die anorganische Stickstoffverbindung Nitrat gelangt hauptsächlich über die Düngung im landwirtschaftlichen Maisanbau und im Gemüse-, Hopfen- und Weinbau sowie über die Gülle der Massentierhaltung in das Oberflächen- und Grundwasser und somit in das Trinkwasser. Allerdings ist ein gewisser Nitratanteil in jedem Quellwasser vorhanden: Muschelkalk und Keuper führen zu einer natürlichen Nitratbelastung des Wassers. Der menschliche Organismus braucht aber weder Nitrat noch Nitrit.

Der Grenzwert des Nitrats ist in Deutschland auf 50 mg/l festgesetzt. Oft wird darauf hingewiesen, daß er nach den Leitlinien der Weltgesundheitsorganisation in den USA und Kanada mit 10 mg/l Stickstoff weit niedriger liegt. Tatsache ist jedoch, daß eine Umrechnung des Stickstoffs (N) auf Nitrat (NO_3) einen Wert von 44 mg/l ergibt, ein Wert, der etwa dem deutschen Grenzwert entspricht.

Leider wird dieser Grenzwert in vielen Gebieten überschritten, und es werden, wenn auch zeitlich befristet, Wasserwerken Ausnahmegenehmigungen erteilt. In Bayern sind laut statistischen Erhebungen des Bayerischen Landesamtes für Wasserwirtschaft ca. 4,5 Prozent des jährlich geförderten Wassers von ca. 950 Millionen Kubikmeter mit mehr als 50 mg/l Nitrat belastet.

Die Gesundheitsgefährdung durch Nitrat/Nitrit kann in drei Formen auftreten:

1. Die Primärtoxizität (die Eigentoxizität des Nitrat): Sie ist bei normaler Wasserzufuhr für den menschlichen Organismus unbedeutend.

2. Die Sekundärtoxizität (die Bildung des Nitrat zu Nitrit): Durch bakterielle Reduktion kann im Mund und im Magen-Darm-Trakt Nitrat zu Nitrit umgewandelt werden. Für Säuglinge, die stark nitrathaltiges Trinkwasser oder Speisen zu sich nehmen, besteht die Gefahr einer Methämoglobinämie, die im Extremfall tödlich ausgehen kann. Der Nitratgrenzwert bei Trinkwasser für Säuglinge sollte bei 10 mg/l Nitrat liegen.

3. Die Tertiärtoxizität (die Bildung von Nitrosaminen): Aus dem in Mundhöhle und Magen-Darm-Trakt gebildeten Nitrit und den Aminen der Nahrung können sich im sauren Milieu des Magens Nitrosamine bilden. Diese sind als Krebserreger bekannt.

Das Nitratproblem stellt sich jedoch nicht nur beim Trinkwasser, sondern auch bei den Mineralwässern. So wie die in ihnen enthaltenen Mineralien oft genau auf dem Etikett deklariert sind, fehlt meistens eine Angabe zum Nitratgehalt. Nach einer Analyse von 108 Mineralwässern durch das renommierte Institut Fresenius in Taunusstein im Auftrag der Zeitschrift »natur« lagen die Nitratwerte, ausgenommen bei einer Mineralwassersorte, bei allen Wässern unter dem Grenzwert von 50 mg/l. Viele jedoch wiesen einen höheren Nitratgehalt als das Wasser einiger bundesdeutscher Großstädte auf.

Phenole: Der Grenzwert beträgt 0,0005 mg/l. Phenole sind stark gewässerschädigend. Die im Trinkwasser enthaltenen zulässigen Mengen sind jedoch angeblich nicht gesundheitsgefährdend. Es sollte hier aber doch noch einmal auf die energetische und informationelle Wirkung hingewiesen werden; entsprechende feinstoffliche Tests können die Beteuerungen der Grenzwertgänger widerlegen. In hoher Konzentration führen Phenole zu irreversiblen Nierenschäden und Störungen des Nervensystems.

Phosphor/Phosphat: Der Grenzwert ist 6,7 mg/l. Der Phosphatgehalt natürlicher Gewässer liegt normalerweise unter 0,1 mg/l PO_4^{3-}. Erhöhte Werte können aber durch Fäkalienverunreinigungen des Wassers hervorgerufen werden sowie durch den Phosphatdünger in der Landwirtschaft. Der Phosphatgehalt des Trinkwassers wird als unbedenklich angesehen, da Phosphor ein essentieller Stoff ist und die im Trinkwasser enthaltenen Phosphatmengen für eine gesundheitliche Gefährdung zu gering sind. Der Grenzwert zielt lediglich auf den maximalen Zusatz von Phosphaten bei industriellen Getränken ab.

Die ursächliche Beteiligung von Phosphaten an den massiven Verhaltensstörungen hyperaktiver Kinder (Aggressivität, Konzentrationsschwäche usw.) wird immer noch kontrovers diskutiert. Phosphatarme Ernährung konnte in manchen Fällen die Symptome stark reduzieren. Die Ursache für Hyperaktivität ist m. E. jedoch beim Kalium zu suchen.

Quecksilber: Der Quecksilbergrenzwert ist auf 0,001 mg/l festgelegt. Zu hohe Quecksilbergehalte im Trinkwasser können zum Teil mit einer Wassernachbereitung entfernt werden. Zu hohe Quecksilbergehalte im Körper können mit gezielter individueller Ernährungsumstellung schrittweise abgebaut werden.

Selen: Der Organismus braucht für die Körperentgiftung täglich etwa 0,05 bis 0,2 mg Selen. Über die Höhe des täglichen Bedarfs sind heftige Kontroversen entbrannt: Diejenigen, die behaupten, diese Menge sei zu gering, und eine höhere Aufnahme befürworten, glauben, durch größere Mengen dem Krebsrisiko vorbeugen zu können. Da Krebs jedoch von einer Vielzahl von Faktoren verursacht wird, ist Selen als alleiniges Mittel gegen Krebs sicherlich überfordert.

Der Grenzwert für Selen im Trinkwasser beträgt 0,01 mg/l. Erst massive Überdosierungen in der Nahrung (über 1 mg/kg) führen zu Symptomen wie Kopfschmerzen, Leberschäden, Mattigkeit, Milz- und Nierenschäden.

Silber: Silber ist für den menschlichen Stoffwechsel toxisch. Es tritt jedoch im Wasser nicht in so hohen Konzentrationen auf, daß es gefährlich werden könnte. Der Grenzwert liegt bei 0,01 mg/l, die in Analysen gefundenen Werte liegen normalerweise gut darunter. Ausnahmen gibt es, wenn ein Wasserwerk zur Entkeimung Silber zusetzt oder bei Wasser, das durch Filter gelaufen ist, die Silber als Desinfektionsmittel enthalten. In beiden Fällen scheint kein Gesundheitsrisiko vorzuliegen.

Sulfat: Der biologisch günstige Sulfatgehalt des Trinkwassers liegt bei 25 mg/l. Dies ist ein EG-Richtwert. Der Grenzwert der Trinkwasserverordnung (240 mg/l) liegt fast zehnmal höher. Wie wir aus der Erfahrung mit Trinkkuren wissen, wirken hohe Trinkwassergehalte von Sulfat-Ionen abführend. Schon bei Mengen, die z. T. noch im Toleranzbereich der Trinkwasserverordnung liegen (200–300 mg/l) können Störungen der Darmfunktionen auftreten. Der Körper paßt sich jedoch bald an eine länger anhaltende überhöhte Sulfatzufuhr an, und die Darmstörungen werden ausreguliert. Sulfatgehalte über 1000 mg/l gelten als bedenklich.

Zink: Zink ist ein essentielles Element. Der Grenzwert für Zink im Trinkwasser beläuft sich auf 5 mg/l. Die Zinkversorgung der Zellen hängt auch vom Wechselspiel mit den anderen Elementen ab. So können überhöhte Zufuhr der konkurrierenden Elemente Aluminium, Blei, Cadmium, Calcium, Eisen und Kupfer den Zinkspiegel senken. Der »Verdrängungswettbewerb« der Elemente ist auch bei Therapien zu berücksichtigen.

Fazit: Die mit dem Trinkwasser aufgenommenen Mengen- und Spurenelemente liegen selten über den Grenzwerten.

Grenzwerte und ihre Grenzen

Der materiell-chemische Aspekt

Wenn Wasseranalysen Grenzwertüberschreitungen ergeben, beginnen immer Diskussionen über Einhaltung und Nutzen von Grenzwerten. Je nach Interessenlage der Diskutierenden sollen die Grenzwerte erhöht oder gesenkt werden, oder es wird der Sinn von Grenzwerten überhaupt bestritten. Was ist nun Sache? Sind die Grenzwerte nützlich oder nutzlos? Hören Sie sich die unterschiedlichen Standpunkte an, und urteilen Sie selbst, ob Grenzwerte beschönigende Beruhigungspillen sind oder wirklich einen Schutz vor Schaden darstellen.

Die Grenzwerte bestimmen die Höchstkonzentrationen von Trinkwasserinhaltsstoffen und sollen dem Gesundheitsschutz der Bevölkerung dienen.

Die Grenzwerte werden in mehreren Arbeitsschritten festgelegt. Zunächst wird aufgrund von Daten aus den Bereichen der Arbeitsmedizin, der Gerichtsmedizin, Unfallmedizin und durch Tierversuche das toxikologische Risiko, das die zu bestimmenden Inhaltsstoffe für die menschliche Gesundheit in sich tragen, ermittelt. Hieraus werden Konzentrationen abgeleitet, die bei Versuchstieren – und soweit beim Menschen feststellbar – keine Reaktionen hinterließen. Dieser Wert ist die Dosis ohne erkennbare Wirkung, definiert als mg/kg Körpergewicht mal Tag (no observed effect level = NOEL). Danach wird ein Sicherheitsfaktor eingebaut, der die erlaubte Menge verringert. Mit diesem Sicherheitsfaktor soll bewirkt werden, daß bei Überschreitung des Grenzwertes noch ein Sicherheitsspielraum vorhanden ist. Wenn wir von Ausnahmegenehmigungen für die Wasserwerke hören, heißt das, daß nach § 4 der Trinkwasserverordnung dieser Sicherheitsspielraum ausgenutzt wird, um die Wasserversorgung als solche zu gewährleisten. Diese Werte stellen nach Angaben der zuständigen Ämter Konzentrationen dar, die mit an Erfahrung gewonnener Sicherheit die menschliche Gesundheit auch bei lebenslanger Aufnahme nicht schädigen. Wieweit das richtig ist, werden wir später diskutieren. Nach den Vorstellungen der Weltgesundheitsorganisation darf das Trinkwasser diese Werte bis zu 10 Prozent überschreiten.

Und schließlich ist bei manchen Inhaltsstoffen, z. B. bei Chlor, das zur Entkeimung des Wassers eingesetzt wird, eine Nutzen-Risiko-Abwägung anzustellen. Die Verhütung eines Seuchenrisikos durch Mikroorganismen mit Chlor muß Vorrang vor dem Risiko gefährdender Nebenprodukte haben.

Insgesamt wird der Grenzwert für den betreffenden Stoff also tiefer angesetzt als es nach rein wissenschaftlichen Erkenntnissen notwendig wäre.

Das klingt sehr schön und müßte uns eigentlich die Sicherheit geben können, daß vom Trinkwasser keine Gefahr für die Gesundheit ausgehen kann. Diese Betrachtung ist jedoch leider etwas zu optimistisch und oberflächlich, denn neben dem ganzen Prozeß der Bestimmung der Grenzwerte gibt es noch etliche Faktoren, die die Absolutheit der Grenzwerte infrage stellen können.

Zunächst einmal ist die Tatsache, daß immer nur ein Einzelstoff untersucht wird, für den sein Grenzwert festgelegt wird. Die Tatsache, daß im Trinkwasser ja nie ein Stoff allein enthalten ist, wird aus Praktikabilitätsgründen nicht berücksichtigt, was aber sehr wohl wichtig wäre, denn eine Vielzahl von Inhaltsstoffen hat Wechselabhängigkeiten und bringt Wirkungen hervor, die weder der Wissenschaft noch den Wasserwerken bekannt sind. Man kann das etwa mit einer Farbmischung vergleichen: Ein Tropfen kann die ganze Mixtur verändern.

Dazu kommt, daß die in der Trinkwasserverordnung aufgelisteten Stoffe nur einen kleinen Teil der im Wasser vorhandenen chemischen Stoffe darstellen; es wird geschätzt, daß je nach Rohwasserentnahmeort insgesamt einige Tausende bis Zigtausend im Wasser enthalten sind. Diese sind den Behörden, die für die Festlegung der Grenzwerte und ihre Einhaltungsüberwachung zuständig sind, aber gar nicht bekannt. Auch existieren kaum Analysemethoden um sie im Wasser zu finden und nachzuweisen, geschweige denn, daß diese Analysen zu finanzieren wären.

Viele der Inhaltsstoffe reichern sich im Körper an, wie das Blei. Diese Mengenadditionen können bei den Grenzwerten nur sehr unzureichend berücksichtigt werden, weil die weitere Aufnahme durch Nahrungsmittel, Umwelteinflüsse usw. rechnerisch kaum nachvollziehbar ist. Hier kann die individuelle Mineralanalyse nach Katja Akerberg weiterhelfen. Eine solche Analyse kann uns sagen, welche Schadstoffe im Körper bereits in welchem Ausmaße angereichert sind und inwieweit eine weitere Zufuhr durch Trinkwasser und Nahrungsmittel das Risiko erhöhen würde, unabhängig von den Grenzwerten. Die pure Tatsache der Ablagerung von Schadstoffen im Körper soll Sie allerdings nicht in Panik versetzen, denn mit einer individuellen Ernährung und der damit bewirkten Ausleitung können diese Schadstoffe durchaus im Körper abgebaut und damit das Regulationssystem entlastet werden.

Der wichtigste Faktor in der Diskussion um die Nützlichkeit der Grenzwerte bleibt der Mensch. Im Prinzip kann nur seine jeweilige Abwehr- und Anpassungsfähigkeit der Maßstab für die Tolerabilität von chemischen Stoffen sein. Natürlich können das Bundesgesundheitsamt und die anderen zuständigen Bundesbehörden den individuellen Menschen in seinen unterschiedlichen Altersstufen mit seiner individuellen Empfindlichkeit und Disposition nicht berücksichtigen. Das ändert aber nichts an der Tatsache, daß die Frage, ob bestimmte Inhaltsstoffe im Trinkwasser nun gesundheitschädigend sind oder nicht, letztlich nur vom Regulationssystem des einzelnen betroffenen Menschen beantwortet werden kann.

Grenzwerte können bei Berücksichtigung aller wichtigen Faktoren also nur Richtwerte sein, die keinerlei Garantie für die Unbedenklichkeit der im Trinkwasser enthaltenen Inhaltsstoffe sind. Sie können also nur ein Kompromiß sein zwischen dem gesundheitlich Erforderlichen (nämlich der idealen Null-Belastung des Trinkwassers, weil chemische Stoffe für den Menschen überhaupt giftig sind, unabhängig von ihrer Menge, auch wenn sie »naturidentisch« nachgebaut sind) und dem finanziell Machbaren einer Rohwasseraufbereitung. Die tatsächliche Wirkung der Inhaltsstoffe ergibt sich aus der individuellen Belastungs- und Regulationslage.

Zum Schluß noch ein Beispiel, das uns die Problematik der Grenzwerte gut veranschaulicht. Was bedeutet z. B. ein Pestizidgrenzwert von 0,1 Mikrogramm (= ein zehnmillionstel Gramm) pro Liter? Dieses Wasser ist nicht »so gut wie frei von Pestiziden«, sondern beinhaltet pro Liter mehrere Billarden Giftmoleküle, von denen jedes, sowohl materiell-chemisch als auch energetisch-physikalisch und informationell, das Immunsystem schädigen kann. Eine Billarde ist – wie Reinhard Klopfleisch und Erdmann Wingert betonen – eine Eins mit fünfzehn (!) Nullen. Und wenn auch das Forschungsmagazin »research« (Ausgabe 5, S. 42) der Firma Bayer richtigerweise vorrechnet, daß ein Bundesbürger, der 70 Jahre lang täglich zwei Liter mit den gesetzlich zugelassenen 0,1 Mikrogramm eines Pestizides zu sich nimmt, zusammen nur 0,005 Gramm aufgenommen habe – wobei im Laufe dieser Zeit manches umgebaut und ausgeschieden wird –, so wirken doch die Stoffe in kleinsten Konzentrationen. So genügen dem weiblichen Körper 0,3 Mikrogramm des Hormons Progesteron (also nur das dreifache der gesetzlich zugelassenen Menge an Pestiziden pro Liter) im Blutplasma, um die Geschlechtsorgane für die Aufnahme und Reifung des befruchteten Eies vorzubereiten und die Schwangerschaft zu erhalten.

Man sollte jedoch den ganz entscheidenden Nutzen der Grenzwerte nicht unterschätzen: Sie garantieren uns eine Wasserqualität, von denen Länder, die keine Grenzwerte kennen, nur träumen können: Die WHO schätzt, daß in den Entwicklungsländern 60 Prozent der Menschen ohne einwandfreies Trinkwasser auskommen müssen. 1,8 Milliarden Menschen müssen verseuchtes Wasser trinken und sind von einer Vielzahl von Krankheiten bedroht. Nach der WHO-Schätzung sterben jährlich etwa 25 000 Menschen an den Folgen.

Der energetisch-physikalische Aspekt

Die energetischen und informationellen Aspekte des Wassers, von denen Sie in Kapitel 3 hörten, müssen natürlich in diesem Zusammenhang beachtet werden. Sie werden uns das Problem der Schadstoffbelastung in einem ganz neuen Licht erscheinen lassen.

Bislang ist die Gruppe der Wissenschaftler, die die energetischen und informationellen Probleme der Schadstoffbelastung des Trinkwassers erkannt haben, noch sehr klein.

Wolfgang Ludwig, der bekannteste Vertreter dieser Wissenschaftsrichtung, vertritt die These: »Das Wasser enthält also *selbst nach einer Aufbereitung* bestimmte Signale, die je nach Wellenlänge abträglich oder schädlich für die Gesundheit sein können.« Diese Signale sind die Hinterlassenschaft der verbannten Schadstoffe.

Das bedeutet, daß selbst nach einer noch so perfekten Entfernung materiell-chemischer Inhaltsstoffe aus dem Trinkwasser ihre gesundheitsschädigenden Wirkungen noch keineswegs beseitigt sind. Vielmehr hat sich die Gesamtgefahr belasteten Wassers nur um eine Dimension, nämlich die materiell-chemische, verringert. Die Bedrohung der Gesundheit durch den energetisch-physikalischen Aspekt der belastenden Inhaltsstoffe und der durch sie bewirkten Strukturänderung des Wassers, die dem Wasser ihre eigene (schädliche) Information gibt, bleibt auch, Ludwigs These entsprechend, nach Entfernung der Schadstoffe aus dem Trinkwasser bestehen! Dann wirken nicht mehr die chemischen Inhaltsstoffe des Trinkwassers krankmachend auf den Körper ein, sondern ihre ungünstigen Frequenzen. Sie überlagern die für den Körper günstigen Frequenzen durch Interferenzen dergestalt, daß Wasser, das einmal belastet war, keinerlei nützliche Energie und Informationen mehr enthält.

Das Problem der Belastung mit schädlichen Frequenzen besteht selbst nach einer Trinkwasseraufbereitung, egal, welches Aufbereitungsverfahren eingesetzt worden war. Die Dampfdestillation bildet eine Ausnahme, weil durch die Verdampfung des Wassers fast alle energie- und informationsführenden Clusterstrukturen aufgebrochen werden und damit der Gehalt schädlicher Energien und Informationen entscheidend verringert wird. Dieses Positivum wird aber »teuer« erkauft: denn dampfdestilliertes Wasser ist überhaupt energetisch und informationell neutral und verfügt nicht mehr über die positiven Wirkungen lebendigen Wassers.

Der informationelle Aspekt

Energieschwingungen, die dem Wasser eingeprägt sind, enthalten – wie schon gesagt – Informationen. Folglich enthalten auch die Schadstoffschwingungen im Wasser Informationen, die das körpereigene Regulationssystem beeinflussen.

Dieses Wissen gibt der Grenzwertdiskussion eine neue Dimension. Nun kann es nicht mehr allein um keimfreies oder nitratarmes Trinkwasser, oder um Wasser gehen, das nur deshalb nicht schädlich sein soll, weil sein Bleigehalt unter dem Grenzwert liegt, sondern es wird um Energien und Informationen gehen, also um lebendiges Wasser und das Leben selbst.

Müssen wir nun kapitulieren? Nein, so gravierend auch die Probleme sind, inzwischen haben Wissenschaftler und Techniker etliche Verfahren entwickelt, mit denen chemische, physikalische und informationelle Probleme des Trinkwassers weitgehend beseitigt werden können. Die meisten dieser Verfahren sind auch im privaten Haushalt einsetzbar und finanziell erschwinglich. Im folgenden werden wir uns die wichtigsten und effektivsten Wasseraufbereitungssysteme ansehen; Detailauskünfte geben die Verbraucherzentralen und natürlich die Hersteller bzw. Vertriebsorganisationen selbst.

7. Kapitel

Methoden der Wasseraufbereitung in den Wasserwerken und Trinkwassernachaufbereitung im Privathaushalt

Beim richtig bewegten Wasser haben wir es mit einem Lebensvorgang zu tun, der bisher unbeachtet und unerforscht war. Nicht bewegtes Wasser ist tot und ist letztlich für das Leben giftig.
Viktor Schauberger

Was die Wasserwerke für Sie tun

Die Reinigung des Oberflächenwassers beginnt mit der Bodenpassage durch dafür geeignete Kies- und Sandablagerungen. Bei der langsamen, der sogenannten englischen Filtrierung werden die organischen Schadstoffe in einer biologischen Reinigung von Mikroorganismen abgebaut, die anorganischen Stoffe wie Eisen- und Manganverbindungen werden an Kies und Sand gebunden. Während dieser Bodenpassage wird eine Temperatur des Oberflächenwassers von 10 bis 14 Grad C erreicht. Nach der mehrwöchigen Bodenpassage wird das so vorgereinigte Rohwasser zusammen mit Grundwasser zur Wasseraufbereitung in die verschiedenen Wasserwerke geleitet.

Zur Wasseraufbereitung werden in den großen Wasserwerken

mechanische, chemische, physikalische und biologische Verfahren eingesetzt. Im wesentlichen soll damit lt. Katalyse e. V. folgendes erreicht werden:

- Das Trinkwasser soll von krankheitserregenden Mikroorganismen befreit werden und muß hinsichtlich chemischer Schadstoffe die festgeschriebenen Grenzwerte einhalten
- Geschmack und Geruch beeinträchtigende Stoffe sollen entfernt werden
- Keime im Trinkwasser sollen für einen hygienisch einwandfreien Zustand gemäß Trinkwasserverordnung des Lebensmittelrechts desinfiziert werden
- die Beschaffenheit des Trinkwassers soll hinsichtlich seiner Korrosionsaggressivität im Leitungsnetz stabilisiert werden.

Die Aufbereitung erfolgt normalerweise in den Wasseraufbereitungsanlagen in mehreren miteinander verknüpften technologischen Prozessen.

Mechanische Aufbereitung

Grobe und feine im Wasser verteilte anorganische und organische Stoffe werden mit Gittern, Rechen oder Sieben zurückgehalten (»ausgesiebt«) und anschließend manuell oder maschinell entfernt. Nicht gelöste Partikel werden durch Sedimentation aus dem Wasser entfernt. Hierzu wird das Wasser in seiner Fließgeschwindigkeit verlangsamt, und die Stoffe sinken in Absetzbekken. Die noch übriggebliebenen feinsten Partikel werden durch Quarzsand-Filtration entfernt. Ihre Beseitigung erfolgt durch Ablagerung in Deponien, Kompostierung oder Verbrennung.

Physikalische Aufbereitung

Eisen- und manganhaltige Wässer haben oft einen bitteren Geschmack. Deshalb werden diese Wässer durch Zufuhr von Sauerstoff zum Oxydieren gebracht und die Ionen durch Aktivkohlefilter oder Ionenaustauscher aus dem Wasser entfernt.

Chemische Aufbereitung

Nach der physikalischen Aufbereitung folgt die chemische Aufbereitung des Wassers. Mit ihr werden die kolloidalen Teilchen entfernt – also Teilchen im Schwebezustand – die weder durch Sedimentation noch durch Filter erfaßt werden können. Hierzu werden dem Wasser Flockungsmittel zugesetzt. Die Flocken setzen sich mit den eingeschlossenen kolloidalen Teilchen ab bzw. können nun beim Wasserdurchfluß in Filtern zurückgehalten oder sedimentiert werden.

Biologische Aufbereitung

Zum Schluß werden in der biologischen bzw. biochemischen Trinkwasseraufbereitung die gesundheitsgefährdenden Mikroorganismen durch Desinfektion abgetötet. Dies geschieht durch Zusatz von Silber, Kupfer, Chlor und seinen Verbindungen (die im Wasser Sauerstoff freisetzen, welches dann das eigentliche Desinfektionsmittel ist), Ozon (der freigesetzte Wirkstoff ist wiederum Sauerstoff) oder durch Einsatz von ultravioletten Strahlen.

Die zunehmende Überfrachtung des Rohwassers mit immer neuen chemischen Verbindungen macht ein ständiges Forschen nach neuen Analyse- und Aufbereitungsverfahren notwendig, ein bedauerliches Resultat einer verfehlten Politik, die nicht die Einleitung der Schadstoffe in das Wasser von vornherein unterbindet, sondern die eingeleiteten Schadstoffe mit großem technischen und finanziellen Aufwand wieder herausgefischt, von dem angerichteten ökologischen Schaden, wie dem Fischsterben, der Seeneutrophie usw., ganz zu schweigen.

Damit das Trinkwasser den geltenden Vorschriften entspricht, wird es entkeimt, entsäuert, enteisent und entmangant, enthärtet, entsalzt, dekontaminiert und geschönt.

Die Entkeimung erfolgt durch Bodenpassage und Zusatz von bakteriziden Chemikalien, wie Chlorgas oder Ozon. Mit ihnen soll der Keimgehalt des Wassers möglichst herabgesetzt werden, Kolibakterien als Fäkalindikator dürfen im Trinkwasser überhaupt nicht enthalten sein.

Mit der Entsäuerung soll ein Kalk-Kohlensäure-Gleichgewicht hergestellt werden, das die wasserführenden Leitungsrohre mit einer »Kalk«schicht (Calcium- und Magnesiumkarbonaten) vor Rost bzw. vor andere Korrosionsschäden schützt. Dazu wird entsprechend dem bestehenden Härte- und Kohlensäuregehalt des Wassers dieses u. a. über alkalische Filtermassen gefiltert, oder es werden ihm alkalische Substanzen wie Kalkwasser zugesetzt, die die im Wasser enthaltene überschüssige Kohlensäure neutralisiert.

Die im Wasser enthaltenen Eisen- und Manganverbindungen lassen in den Leitungen Deckschichten entstehen, die – besonders durch Anlagerungen von Bakterien – die Rohre verengen können und einer Kontamination des Trinkwassers Vorschub leisten. Die notwendige Enteisenung und Entmanganung erfolgt über alkalische Filtermassen oder durch Belüftung des Wassers zur Oxydation der gelösten Eisen- und Manganverbindungen durch Luftsauerstoff sowie durch Ausflockungen mit nachfolgender Ausfilterung.

Die Enthärtung und Entkarbonisierung des Wassers erfolgt durch Ionenaustausch, Ausfällung von Calciumkarbonat und Magnesiumkarbonat sowie durch Vermischung mit weniger hartem Wasser. Dabei darf das Wasser allerdings nicht zu weich werden, weil sich sonst in den Wasserleitungen die schützende Korrosionsschutzschicht nicht ausbilden kann. Statt dessen greift die freie Kohlensäure eines weichen Wassers das Material der Wasserleitungen an. Hier fallen einem sofort die Bleirohre ein. Die Härte des Trinkwassers jedoch hält sich nach Angaben der Wasserwerke in einem Rahmen, der die Gesundheit nicht gefährdet. Deshalb wird bis auf wenige Ausnahmen das Trinkwasser nicht enthärtet. Enthärtet wird nur Brauchwasser für technische bzw. gewerbliche Zwecke (mittels Ionenaustauschern).

Die Entfernung radioaktiver Stoffe geschieht durch Speicherung; Färbung, Geruch, Geschmack und Klarheit werden durch die Sedimentation ungelöster Stoffe in großen Absetzbecken und durch Belüftung verbessert.

Wasseraufbereitung ist ein komplexes Gebiet, das hier nur in groben Zügen dargestellt werden kann. Die Einhaltung der geforderten Grenzwerte ist gewiß keine leichte Aufgabe. Es wäre an der Zeit, daß alle Einleiter den Wasserwerken die Arbeit erleichtern.

Was Sie selbst für sich tun können

Geräte für die Trinkwassernachaufbereitung im Haushalt konzentrieren sich auf die Beseitigung von chemischen Inhaltsstoffen und Mineralien. Dafür hat die Forschung mehrere Verfahren entwickelt, die auch schon von verschiedenen Herstellern angeboten werden. Die Erkenntnisse der energetischen und informationellen Wasserforschung jedoch wurden von der Großindustrie bisher kaum berücksichtigt; lediglich ein paar »eingeweihte« Forscher und Techniker bearbeiteten bisher dieses Gebiet und stellen Instrumente zur energetisch-informationellen Behandlung des Trinkwassers her.

Im folgenden sollen zunächst die Verfahren zur mechanisch-physikalischen Trinkwassernachaufbereitung im Haushalt vorgestellt werden, Methoden der thermisch-physikalischen und energetisch-informationellen Behandlung schließen sich an. Auf den nächsten Seiten werden Sie die unterschiedlichen Verfahren kennenlernen, ihre Möglichkeiten und Grenzen, ihre Vorteile und Nachteile, und Sie werden entscheiden können, welche Nachaufbereitungsverfahren Ihren Ansprüchen gerecht werden. (Im Anhang werden Sie diesbezügliche Firmenanschriften finden.)

Mechanisch-physikalische Trinkwassernachaufbereitung

Physikalische Wasseraufbereiter sind Geräte, die durch elektrische oder magnetische Felder die Kalkbildung wesentlich beeinflussen. Dabei wirken die elektromagnetischen Felder wie in Kapitel 4 beschrieben auf die Wasserstruktur ein und verändern dadurch die chemischen Reaktionen des Wassers auch gegenüber andere Elektrolyten.

Die Aktivkohlefiltrierung

Beim Erhitzen und Aufkochen des Trinkwassers werden die im Wasser enthaltenen Karbonate in Kalk umgewandelt. Dadurch entstehen milchige Wassertrübungen, die unappetitlich wirken, und unerwünschte Geschmacksveränderungen entstehen, die besonders geschmackssensible Getränke wie Tee und Kaffee beeinflussen. Zudem setzt sich der Kalk in den Kochgefäßen ab. Diese Kalkschichten erfordern bei jedem neuen Erhitzungsprozeß zunehmend mehr Energie. Die optischen Signale der Kalkablagerungen in den Kochgefäßen wurden zu Warnsignalen, denn was sich im Topf ablagert, wird sich auch in den menschlichen (Blut-) Gefäßen ablagern müssen.

Die offensichtlichen optischen, geschmacklichen, technischen und gesundheitlichen Probleme führten zur Entwicklung von Geräten, die zur Entfernung bestimmter anorganischer Mineralien und ihrer Ionen sowie zur Wasserenthärtung verhelfen sollen.

Das einfachste Verfahren ist die Aktivkohlefiltrierung. Das entsprechende Gerät besteht aus einem mechanischem Filter, kombiniert mit Aktivkohlegranulat. Die Aktivkohle ist als poröse Substanz von einer Vielzahl von »Kanälchen« durchzogen, die insgesamt eine sehr große innere Oberfläche von 500 bis 1500 Quadratmer pro Gramm ausmachen und damit eine sehr große Aufnahmefähigkeit haben.

Während der Aktivkohlefiltrierung werden ungeladene Schadstoffteilchen an die Aktivkohleoberfläche angelagert. Damit bindet und reduziert die Aktivkohle höhermolekulare organische Substanzen wie Chlor, Pestizide, unpolare Halogenwasserstoffe usw.; bei manchen Stoffen bis zu 90 Prozent.

Kleinere Substanzen wie die anorganischen Schadstoffe Chrom, Nitrat, Phosphat, Schwermetalle usw. sowie Bakterien und Viren passieren den Filter, ebenso viele mineralische Stoffe. Da die Filtrierleistung nach und nach abnimmt, kann man leicht den richtigen Zeitpunkt für das Auswechseln des Aktivkohlefilters verpassen, außerdem kann der Filter mit dem Leitungswasser

Schadstoffe aufnehmen, die sich besser anlagern als die bisher aufgenommenen Stoffe. Dann kann es zu einer schubweisen Freisetzung von bisher angelagerten Schadstoffen kommen, was zu einer plötzlichen unkontrollierten »Überschwemmung« des Trinkwassers mit Schadstoffen führen kann. Dann erhält ein Glas Wasser all die Schadstoffe, die zuvor über Tage herausgefiltert worden waren. Außerdem sind Aktivfilter ein guter Nährboden für Bakterien, die das Wasser verseuchen können, und der mikrobielle Grenzwert des Trinkwassers wird um das Mehrfache überschritten.

Ionenaustauscher

Ionenaustauscher sollen die Wasserhärte beseitigen, indem sie »unerwünschte« geladene Teilchen gegen vergleichsweise »geduldete« Ionen gleicher Ladung austauschen. So können zum Beispiel die Anionen Nitrat und Sulfat oder die Kationen Calcium und Magnesium ausgetauscht werden gegen Chlorid, Hydroxid oder Natrium. Das Bindungsvermögen ist je nach Austauschsubstanz unterschiedlich. Von der einfachen Wasserenthärtung bis zur Vollentsalzung sind alle Grade der Entmineralisierung möglich. Ionenaustauscher tauschen im allgemeinen entweder Anionen (wie Nitrat und Sulfat) oder Kationen (wie Schwermetallionen, Calcium und Magnesium) aus. Der Verbraucher muß sich daher zumeist für eine Möglichkeit entscheiden. Nichtionische Verbindungen, wie partikuläres Blei und Asbest und chlorierte Kohlenwasserstoffe, werden nicht entfernt. Ein Austausch der Kationen Magnesium und Calcium gegen Natriumionen führen zu einem hohen Natriumgehalt des Trinkwassers.

Bei den Ionenaustauschern nimmt die Wirksamkeit plötzlich ab. Deshalb ist eine Wirksamkeitsüberwachung notwendig. Kleine Ionenaustauscher – wie z. B. in Tischgeräten für die häusliche Wasseraufbereitung – können jedoch nicht vom Verbraucher selbst regeneriert werden. Sie müssen nach Gebrauch über den Hausmüll »entsorgt« werden. Besonders die kleinen Tischgeräte können leicht verkeimen. Damit steigt die Gefahr der mikrobiellen Belastung des gereinigten Trinkwassers.

Kombination Aktivkohlefilter mit Ionenaustauscher

Meistens werden Aktivkohlefilter und Ionenaustauscher kombiniert. Durch den Aktivkohlefilter werden dem Wasser die meisten Schadstoffe entzogen; durch den Ionenaustauscher werden unerwünschte Mineralstoffe ausgetauscht. Allerdings ist die Sättigung des Wassers an Natriumchlorid durch den Austauschprozeß wesentlich erhöht.

Umkehrosmose

Bei der umgekehrten Osmose wird im Umkehrosmosegerät der durch Schad- und Mineralstoffe höherkonzentrierte Teil des Wassers gegen eine halbdurchlässige (nur für Moleküle einer bestimmten Größe) Membran mit mikroskopisch kleinen Poren gedrückt. (Dies geschieht durch den Leitungswasserdruck, der bei Haushaltsgeräten zwei bis sechs bar betragen muß.) Durch diesen mechanischen Druck wird der osmotische Druck (des reinen Wassers zur höherkonzentrierten schadstoffbelasteten Seite hin) überwunden und in einen Wasserstrom von der höherkonzentrierten Seite zur Seite der niedrigen Konzentration hin umgekehrt: durch die halbdurchlässige Membran fließen jetzt nur noch die Wassermoleküle; fast alle größeren Schadstoff- und Mineralstoffmoleküle werden von der Membran zurückgehalten und mit dem nachfließenden Wasser (Brackwasser) von der Membran fortgespült.

Die Umkehrosmose kann anorganische Stoffe, wie Blei, Kadmium, Nitrate, Sulfate, Quecksilber und organische Stoffe (Bakterien und Viren) sowie Pyrogene und Proteine bis zu 99 Prozent aus dem Leitungswasser herausfiltern. Das so gewonnene Trinkwasser entspricht etwa dem sehr mineralarmer Quellwässer.

Die nachfolgende Tabelle zeigt die Elimierungsraten solcher Umkehrsosmosegeräte von einem führenden Hersteller.

Reduktionswerte mit Umkehrosmose-Gerät

Aluminium	98–99 Prozent
Antimon	92–94 Prozent
Arsen	88–96 Prozent
Barium	96–98 Prozent
Beryllium	98–99 Prozent
Blei	96–98 Prozent
Cadmium	96–98 Prozent
Cäsium	98–99 Prozent
Calcium	98–99 Prozent
Chloride	87–93 Prozent
Chrom	96–98 Prozent
Chromate	86–92 Prozent
Eisen	95–98 Prozent
Eisen	95–98 Prozent
Fluor	87–93 Prozent
Hydrogencarbonate	90–91 Prozent

Kupfer	98–99 Prozent
Magnesium	96–98 Prozent
Natrium	87–93 Prozent
Nickel	98–99 Prozent
Nitrat	80–95 Prozent
Phosphate	98–99 Prozent
Selen	98–99 Prozent
Silber	93–96 Prozent
Strontium	96–98 Prozent
Sulfat	98–99 Prozent
Uran	94–95 Prozent
Quecksilber	96–98 Prozent
Pflanzenschutzmittel	97–99 Prozent
Gesamthärte	98–99 Prozent
gesamte gelöste Teile	90–96 Prozent
Kolibakterien	ja
Viren	ja
organische Stoffe	ja
(THM) (TEE)	ja
Dioxine	100 Prozent
radioaktive Stoffe	ja
Chlor	ja
Sediment	ja
schlechter Geschmack	ja

Diese Werte gelten nur für die Trinkwasseraufbereitung, nicht für Brackwasser.

Die Umkehrosmose ist ein wissenschaftlich anerkanntes Verfahren und wird in der Medizin z. B. bei der Urindialyse eingesetzt. Die Geräte arbeiten ohne Einsatz von Chemie und elektrischer Energie. Da die Membran ständig von Wasser umspült wird, werden nahezu alle Schadstoffe und Salze weggespült; eine Verkeimung ist während des Filtrationsvorganges nicht möglich. Das Umkehrosmosewasser ist auch für Haushaltsgeräte sowie für den gewerblichen Einsatz ideal. Weil diese Geräte nicht mehr verkalken, kann auf umweltbelastende Reinigungsmittel verzichtet werden. Geschmacksverbesserung von Speisen und Getränken sind eine angenehme Zugabe.

Besonders hervorzuheben ist der gesundheitliche Aspekt eines Umkehrosmosewassers. Aufgrund seiner Reinheit wirkt es entschlackend und fördert den Stoffwechsel. Zum Entzug der Mineralstoffe und Spurenelemente im Osmosewasser betont das Bundesgesundheitsamt: »Trinkwasser ist nicht dazu da, den Mineralhaushalt zu regeln ... die weitaus größten Mengen sämtlicher vom Körper benötigten Mineralstoffe (werden) diesem bei ausgewogener Ernährung über die Nahrung (ohne Trinkwasser) zugeführt.«

Die Trinkwasseraufbereitung mit Umkehrosmosegeräten hat einen Nachteil aus ökologischer Sicht. Für die Herstellung von 1 Liter reinem Wasser werden bei guten Geräten je nach Leitungsdruck und Wassertemperatur ca. 3 bis 5 Liter Wasser benötigt. Bei den weniger guten erheblich mehr. Da jedoch nur 4 Prozent des täglichen Wasser-pro-Kopf-Verbrauchs für Trinken und Kochen benötigt wird, fällt diese Menge nicht entscheidend ins Gewicht. Zudem kann das Restwasser z. B. bei Übertischgeräten als Brauchwasser wiederverwendet werden.

Umkehrosmosegeräte gibt es in verschiedenen Größen mit Produktionsleistungen von 12 bis 40 Liter/Tag für Ein- und Mehrpersonenhaushalte und für den gewerblichen und industriellen Bereich von 100 Liter bis über 1000 Kubikmeter/Tag. Die größte Umkehrosmoseanlage der Bundesrepublik Deutschland für eine betriebsinterne Wasseraufbereitung steht in Frankfurt bei Hoechst.

Falls Sie sich für ein Umkehrosmosegerät entscheiden, sollten Sie darauf achten, daß der Lieferant einen kontinuierlichen Kundendienst garantiert, damit die rechtzeitige Auswechselung von Filter und Membran garantiert ist.

Thermisch-physikalische Trinkwasseraufbereitung

Dampfdestillation

Die Dampfdestillation ist ein seit Jahrzehnten angewendetes Verfahren zur Trinkwasseraufbereitung. Schadstoffe und Mineralien werden bis zu 99 Prozent aus dem Trinkwasser ausgeschieden und verbleiben als Bodensatz im Destilliergerät. (Dieser demonstriert eindrucksvoll, wie stark unser Trinkwasser belastet ist.)

In ihrer Wirkung sind die Umkehrosmose und die Dampfdestillation etwa gleichwertig. Die Umkehrosmose funktioniert mechanisch durch Wasserdruck, die Dampfdestillation thermisch durch Energiezufuhr. Bei der Erhitzung teilen sich die Wassermoleküle kurzfristig in ihre Atome Wasserstoff und Sauerstoff und entlassen feste Stoffe.

Die Destillation ist trotz ihrer hohen Wirksamkeit immer wieder in Verruf gekommen, weil destilliertes Wasser angeblich lebensnotwendige Mineralien aus dem Körper entfernt. Diese Mineralien aber sind bereits im Organismus integriert. Deshalb wird destilliertes Trinkwasser lediglich die abgelagerten anorganischen Mineralien lösen und ausschwemmen, was ja therapeutisch gewünscht ist. Die Unbedenklichkeit des Genusses von destilliertem Wasser ist inzwischen belegt.

Auch dem Vorwurf – der auch der Umkehrosmose gilt –, daß der Genuß destillierten Wassers aufgrund seines extrem geringen Mineralstoffgehaltes zu Mineralmangelerscheinungen führe und der Genuß von Mineralwasser vorzuziehen sei, ist nicht stichhaltig. Abgesehen von den in diesem Buch diskutierten Problemen anorganischer Mineralien kann ein Mineraldefizit gut durch eine gesunde ausgewogene Ernährung verhindert werden, die ja ohnehin tägliches Ziel sein sollte.

Reines Trinkwasser, das mit der Dampfdestillation durch Verdampfungs- und anschließende Kondensationsprozesse aus Leitungswasser gewonnen werden kann, ist zwar chemisch rein, etwa so wie wirklich reines Regenwasser; aber es ist – im Gegensatz zur Umkehrosmose – energetisch schwach. Denn die meisten der Wasserstrukturen, in denen Energien und Informationen gespeichert sind, werden bei der Dampfdestilliation aufgebrochen. Dies ist jedoch nicht nur als Nachteil zu werten, denn auch die im Wasser enthaltenen (z. B. von Schadstoffen stammenden) abträglichen Energien und Informationen werden dadurch gelöscht, was wiederum bei der Umkehrosmose nicht der Fall ist. Es ist also empfehlenswert, dampfdestilliertes Wasser energetisch aufzuladen, um reines, energetisch und informationell vollwertiges Wasser zu erhalten.

Energetisch-informationelle Trinkwasseraufbereitung

Wie schon erwähnt, verliert Wasser, das unter Druck steht oder falsch bzw. gar nicht bewegt wird, an Energie und Information; schadstoffhaltiges Wasser übernimmt die Frequenzen und Informationen der Schadstoffe. Deshalb achten inzwischen immer mehr Verbraucher darauf, daß ihr Trinkwasser nicht nur chemisch rein, sondern auch biologisch aktiv bzw. aktiviert ist. »Lebloses« Wasser kann auf mehreren Wegen aktiviert werden: durch Sonnenbestrahlung, durch Bewegung, durch aufmodulierte Schwingungen bzw. Informationsübertragung.

Aktivierung durch Sonnenbestrahlung

Dies ist die einfachste Art, Wasser zu aktivieren. Das Trinkwasser wird in die Sonne gestellt, und die Sonnenenergie wird dem Trinkwasser eingeprägt, sie aktiviert dieses so wie sie das Leben von Pflanzen, Tieren und Menschen aktiviert. Dieses Verfahren ist altbewährt und wird z. B. auch in der Bach-Blüten-Therapie verwendet. Die Pflanzeninformation wird durch Sonnenstrahlen auf das frische Quellwasser übertragen. Diese Methode ist zwar noch nicht wissenschaftlich untersucht worden, ihre Wirksamkeit zeigt sich aber empirisch bei der Beobachtung des Therapieerfolges.

Aktivierung durch Bewegung

Die Aktivierung der Lebenskraft des Wassers durch seine Bewegung ist offensichtlich die natürlichste Methode, denn sie ist der Weg der Natur. In seinen mäandrischen und spiraligen Bewegungen lädt sich das Wasser mit Bewegungsenergie auf, die in ihrer Umwandlung in biologische Energie sowohl direkt dem aquatischen Leben als auch dem terrestrischen Leben zugute kommt. Diese Art der Energetisierung kann auch künstlich herbeigeführt werden. Auf die einfachste Weise geschieht es, wenn Wasser kaskadenförmig über einen natürlichen Untergrund geleitet wird

(z. B. über Steinbetten oder Kiesel) oder durch Verwirbelungen (z. B. durch Erzeugung von Wasserstrudeln) oder auch – in geringerem Maße – durch Umrühren bzw. Verschütteln, wie es in der Klassischen Homöopathie nach Hahnemann der Fall ist. In unserer technologischen Zeit wurden natürlich auch technische Geräte entwickelt, die die natürlichen Vorgänge mit unterschiedlichem Wirkungsgrad nachstellen. Die bekanntesten sind die Verwirbelung nach Schauberger und die Levitation nach Hacheney; aber auch andere, weniger bekannte Verfahren können ähnliche Effekte erzielen.

Levitiertes Wasser nach Hacheney: Levis (lat.) heißt »leicht«. In der Levitation wird das Wasser in einem speziell geformten Zylinder mit Innentrichter durch einen im unteren Teil des Gerätes befindlichen Rotor mit hoher Geschwindigkeit gegen die Gravitation angehoben und sinkt wieder nach unten. Während des Durchfließens in genau definierten Strömungsbahnen bilden sich Mikrowirbel, die das Wasser umstrukturieren, indem sie und ihre Bewegungsenergie in den Molekularbereich des Wassers eingelagert werden.

Diese Verwirbelung schafft neue Energie. Nach Angaben des Entwicklers des Verfahrens, des Physikers Wilfried Hacheney, wird das Wasser während des Levitationsprozesses strukturell so verändert, »daß es aus seinem durch die Gravitation geprägten stabilen energetischen Gleichgewichtszustand in einen auf einem höheren Energieniveau liegenden metastabilen Gleichgewichtszustand angehoben wird.« Da die Wasserstruktur seine Qualität bestimmt, bedeutet das, daß es reaktionsfähiger ist, z. B. hinsichtlich seiner Wirkung auf das Verhalten kolloidaler Systeme des Menschen.

Wie wir in Kapitel 4 gesehen haben, ist einer der für das Leben bedeutendsten Zustände des Wassers sein kolloidaler Zustand. Er ermöglicht, daß die Blutbestandteile nicht verklumpen und dem Stoffwechsel zur Verfügung stehen. Levitiertes Wasser kann nun diese kolloidalen Verbindungen eingehen sowie Kolloidalzustände stabilisieren oder sogar wiederherstellen. Dadurch fördert es die physiologischen Körperfunktionen, wie den Stoffwechsel. Ferner entgiftet und entschlackt es Zellen und Bindegewebe und schwemmt Allergene aus. In diesen vom Hersteller angegebenen Fähigkeiten des levitierten Wassers liegen weitreichende therapeutische Wirkungen. Die energetische Wirkung des levitierten (Trink-)Wassers soll nach Herstelleraussage mindestens zwei Wochen anhalten.

Das Levitationsgerät entfernt nicht wie die Umkehrosmose oder die Dampfdestillation chemische Inhaltsstoffe und Mineralien aus dem Trinkwasser. Nach Aussage des Entwicklers werden die schädigenden Schwingungen und Informationen der Inhaltsstoffe aufgehoben, so lange die Levitationswirkung anhält, während die chemische Wirkung der Schadstoffe erhalten bleibt, was die therapeutische Wirkung levitierten Wassers sowohl zeitlich als auch chemisch begrenzt. Die chemische Wirkung der Schadstoffe kann allerdings aufgehoben werden, indem die Umkehrosmose und die Levitation kombiniert werden.

Da die Levitationsgeräte wegen ihres hohen Preises kaum in Haushalten installiert werden können, wurden in Deutschland ca. 100 sogenannte »Wasserstellen« eingerichtet, z. B. in Reformhäusern, wo man levitiertes Wasser kaufen kann.

Bewegtes Wasser nach Schauberger: »Jede natürliche Wasserbewegung, die zur Wirbelbildung führt, hebt das Energieniveau an, während die geradlinige Bewegung in Leitungsrohren und begradigten Flüssen und Bächen das Energieniveau senkt.« Diese

Erkenntnis führte Viktor Schauberger zu zahlreichen (von der offiziellen Wissenschaft unbeachteten oder bekämpften) Erfindungen, von denen sein Gerät zur Energetisierung von Wasser durch Verwirbelung die spektakulärste ist. Durch jahrelange Beobachtungen der Natur erkannte er, wie man Wasser bewegen muß, um ihm neue energetische Qualitäten zuzuführen: »Fließendes Wasser besteht aus laminaren Schichten, die um einen zentralen Schaft, eine zentrale Säule herum angeordnet sind. Jede Schicht unterscheidet sich hinsichtlich Temperatur, Potential und Dichte. Obwohl diese Unterschiede sehr gering sein können, sind sie dennoch signifikant.«

Inzwischen ist der nach Plänen Schaubergers in Amerika gebaute Quellwassergenerator »Vortex Water Spring« auf dem deutschen Markt. Er differenziert bewußt zwischen Quellwasser, atmosphärischem und Oberflächenwasser und ahmt die geosphärischen Prozesse aus zentripetalen, wirbel- und strudelartigen Bewegungen bei völliger Dunkelheit und einer Temperatur von +4 Grad C im Gerät, bei der Wasser seine höchste Dichte und volle elektrische Ladung hat, nach.

Das Ziel des Quellwassergenerators ist die Aufladung des Wassers mit Lebensenergie, die es normalerweise als Leitungswasser nicht mehr hat. Hierzu wird es gezielt bewegt und mit Spurenelementen und Kohlendioxyd versetzt.

Aktivierung durch elektromagnetische Schwingungen

Die gezielte energetische Aufladung durch aufmodulierte Schwingungen ist die genaueste. Sie geht davon aus, daß Wasser ein Energieträger ist und Frequenzmuster im Wasser gespeichert werden können. Da hierbei die Wasserstruktur entsprechend der gespeicherten Frequenzen modifiziert wird, hält ihre Speicherung sehr lange an, vermutlich wie bei den homöopathischen Mitteln viele Jahre.

Die unterschiedlichen Frequenzen können in physikalischen Untersuchungen mit Frequenzspektrometern bestätigt werden. Chemische Analysen erzielen keine Ergebnisse, weil nicht die chemische Zusammensetzung geändert wird, sondern nur die Frequenzmuster des Wassers und seine Clusterstruktur.

Ein Sonderfall der Aktivierung durch elektromagnetische Schwingungen ist die Modulation mit bestimmten Frequenzen. Dem Trinkwasser werden bestimmte elektromagnetische Schwingungen aufmoduliert, die durch Trinken des Wassers mit den charakteristischen Eigenfrequenzen der zu behandelnden Organe (Nieren, Darm, Gelenke) in Resonanz treten sollen und damit die Organstörungen ausheilen sollen. Diese Therapie ist erst in statistisch geringerem Umfang durchgeführt worden. Sie zeigt, daß Wasserfrequenzen direkte Auswirkungen auf Organe haben können, die für diese Frequenzen empfänglich sind, d. h. mit ihnen in Resonanz treten können.

Aktivierung durch Ozon

Ozon wird bakterizid, viruzid und fungizid. Wenn Ozon in Wasser, wie in Trinkwasser, geleitet wird, werden die Keime abgetötet. Das so behandelte Wasser ist hygienisch einwandfrei, das sich im Wasser zersetzende Ozon erhöht das Sauerstoffangebot.

Da besonders bei älteren Menschen aufgrund der geringeren Durchlässigkeit der Lungenbläschen (Alveolen) die Aufnahme von Sauerstoff in den Organismus reduziert ist, könnte in einer Anreicherung des Wassers mit Sauerstoff ein positiver Effekt liegen. Allerdings muß der Sauerstoff im Wasser in ionisierter Form gelöst sein, da er sonst schnell ausperlt.

Wassermagnetisierung nach Berchtold: Leitungswasser ist durch Impellerpumpen und hohen Leitungsdruck energetisch verarmt und durch Schadstoffeintragungen materiell, energetisch und informationell geschädigt. Deshalb sollte es nach der Nachaufbereitung durch Osmose- oder Destilliergeräte noch energetisch und informationell aufgeladen werden, um dem Körper das zu geben, was es ursprünglich als reines Quellwasser konnte. Neben der Verwirbelung bietet die Magnetisierung eine hervorragende Möglichkeit, dem Trinkwasser einen hohen positiven Schwingungsgehalt zu geben.

Die von Rainer Berchtold entwickelte Methode der Wassermagnetisierung und -verwirbelung ist technisch einfach, kostengünstig und effizient. Für die energetische Wasseraufladung werden speziell entwickelte Magneten an die wasserführenden Leitungsrohre angebracht: Leitungswasser bzw. Brunnenwasser fließt durch das magnetische Feld und wird dabei aufgeladen. Es sollte danach – um die chemischen Schadstoffe zu entfernen – mit einem Umkehrosmosegerät oder mit einem Destilliergerät aufbereitet werden. Und schließlich sollte das so behandelte Wasser durch einen Naturtontrichter fließen, um dem Wasser seine belebende Wirkung zurückzugeben. Dieses System enthält also sowohl die Reinigung des Wassers von schädlichen Inhaltsstoffen als auch seine energetische Aufladung und belebende Verwirbelung.

Wasserbelebung nach Grander: Der Naturforscher und Erfinder Johann Grander entdeckte, wie die natürlichen Lebensenergien konzentriert ins Wasser zu bringen sind und energetisch krankes bzw. totes Leitungswasser wieder belebt werden kann.

Das dafür entwickelte Gerät ist ohne künstliche Energiezufuhr unbegrenzt einsatzfähig, das belebte Leitungswasser behält seine Energie.

Bei der »Wasserbelebung« werden feinstoffliche, hohe Lichtschwingungen auf das belastete Leitungswasser übertragen. Trinkwasser, das in der Regel allerorts durch den hohen Leitungsdruck und kilometerlange Rohrsysteme sowie durch chemikalische Behandlung energetisch geschädigt und energielos ist, wird durch diese Lichtschwingungen wieder belebt und energiereich gemacht.

Das »belebte Wasser« trägt zur Harmonisierung der energetischen Schwingungsmuster des Menschen bei. Es entschlackt und entgiftet das Bindegewebe und die Funktionszellen, schwemmt Stoffwechselgifte aus, fördert die Verdauung und die Zellstoffwechselprozesse.

Trinkwasser, das der Wasserbelebung ausgesetzt war, schmeckt frischer und weicher; es fühlt sich beim Duschen und Baden besser an, seine erhöhte Lösungskraft wirkt sich beim Wäschewaschen positiv auf den Waschmittelverbrauch aus.

Verschiedene Untersuchungen bestätigen die gesundheitsfördernde Wirkung des belebten Wassers:

Der Biologe Gottfried Tichy hat in einer Reihenuntersuchung die Wirkung belebten Leitungswassers untersucht und positive Einflüsse auf den Energiehaushalt des Menschen festgestellt.

Der Forscher Gerhard Pioch entdeckte, daß im Körper abgelagerte giftige Chemikalien, Schwermetalle und andere schädliche Stoffe Minuspolarität aufweisen und deshalb nicht ausgeschieden werden können. Belebtes Wasser nimmt ihre Umpolung vor, und nun kann der Körper sie erst ausscheiden.

Eine Langzeituntersuchung, bei der zwei Personen mittleren Alters täglich ca. zwei Liter belebtes Leitungswasser zu trinken bekamen und in belebtem Wasser badeten, ermittelte im Badewasser und Urin dieser Patienten ca. 50 (!) verschiedene meist chemische Schlackenstoffe. Darunter befanden sich Chemikalien, die bereits Jahre zuvor nicht mehr zugelassen waren, u. a. E 605 und DDT. Durch das regelmäßige Wassertrinken und Baden konnten die Ablagerungen dieser Gift- und Schlackenstoffe in fünf bis sechs Wochen ausgeschieden werden!

Der Arzt Hermann Goldmann berichtet von der besonderen Wirkung des belebten Wassers bei vielen Hautproblemen und Allergien. Nach seinen Beobachtungen durchlaufen Toxine, Schwermetalle usw. den Körper, ohne ihn zu schädigen.

Geräte zur Wasserbelebung werden für den Hausanschluß, Wohnungsanschluß oder für den einzelnen Wasserhahn angeboten.

Energetisierung nach Ludwig: Ludwig, wissenschaftlicher Berater der World Research Foundation, befaßt sich schon seit vielen Jahren mit den Energieflüssen im Menschen und den Einwirkungen der Umwelt auf die menschliche Regulation. Er ist einer der ersten Wissenschaftler, die auf den Einfluß der elektromagnetischen Schwingungen der Schadstoffe im Wasser und ihrer Informationen auf den menschlichen Organismus deutlich hingewiesen haben. Entsprechend dieser Erkenntnisse betont er die Notwendigkeit, diese Energien zu eliminieren. Das von ihm entwickelte Gerät »Medicur« löscht die schädlichen Schwingungen und moduliert dem Wasser neue positive Schwingungen auf.

Aktivierung durch Informationsübertragung

Eine der wichtigsten Entwicklungen der letzten Jahre zur Sanierung der Natur ist das Plocher Energie System. Roland Plocher aus Meersburg fand eine Möglichkeit, mit Informationsübertragungen belastete Gewässer zu sanieren. Hierzu werden Energieträger eingesetzt. Für diese Energieträger wird das uns umgebende Feld vitaler Energie zu einem kohärenten biologischen Strahl verdichtet. Mit ihm wird feste, flüssige und gasförmige Materie, die in seinen Strömungsbereich eingebracht wird, z. B. Sauerstoff, auf ihren Informationsgehalt abgetastet und diese Information einer Trägersubstanz, Aluminiumfolie bzw. Quarzmehl, dauerhaft aufgeprägt. Diese gibt als Sender die gespeicherten Informationen an den Empfänger bzw. das zu beeinflussende Medium, also an einen »umgekippten« See, wieder ab. Durch die Informationsübertragung wird beim Empfänger ein Heilungsprozeß in Gang gesetzt. Dabei setzt die Information auf der höchsten Ebene, der Steuerungsebene an. Der Prozeß wird sozusagen »von oben nach unten«, nämlich von der Steuerung durch Information über die Lenkung der Energie auf die Änderung der Materie, also z. B. in Form einer Erhöhung des Sauerstoffgehaltes des Sees und damit folgender Wiederbelebung des Sees. Bei diesem Prozeß werden alle drei von mir in Kapitel 3 beschriebenen Aspekte des Wassers beeinflußt.

Das Plocher Energie System befreit durch die Übertragung der Information »Sauerstoff« umgekippte Seen von ihrem Algenbewuchs und ermöglicht neues pflanzliches und tierisches Leben, indem es ihr biologisches Gleichgewicht wiederherstellt. Es bewirkt mit energetisiertem Quarzmehl Regenerationsprozesse von Jauche und Gülle, indem es die Schadstoffe reduziert, und optimiert ihre Düngewirkung. Der Nitrateintrag ins Grundwasser wird entscheidend vermindert, die entsprechende Schädigung des Trinkwassers reduziert. So hilft das Plocher Energie System nicht nur Limnologen, Landwirten und Viehwirten, sondern ganz konkret auch den Konsumenten von Trinkwasser.

Wie wir nun wissen, ist die lebenswichtige Strukturierung des Körperwassers, besonders des Zellwassers, von der elektrischen Ladung körpereigener Kolloide und von direkten Energieaufnahmen abhängig. Diese Strukturierung wird normalerweise vom Körper selbst vorgenommen. In der heutigen Zeit ist jedoch die Anzahl der Faktoren, die kolloidale Potentiale zerstört, groß, wozu die elektromagnetischen Felder von Fernsehgeräten, Computern, Waschmaschinen, Leuchtstoffröhren, Schwermetalle, Toxine und andere Noxen gehören. Die Zerstörung hat eine generelle Schwächung von Körperfunktionen inklusive der selbsttätigen Regulationsfunktionen zur Folge. Aus diesem Grund ist es sinnvoll, dem Organismus elektrisch geladene Kolloide zuzuführen, die sowohl die gesunde Strukturierung des Körperwassers vornehmen als auch das Energiepotential erhöhen.

Dank Patrick und Gael Flanagan gibt es ein Flüssigkristallkolloidkonzentrat, das diese Aufgabe erfüllen kann. Es handelt sich dabei um 1 bis 10 Nanometer große mineralstoffreiche Kolloide mit hohem energetischem Potential, deren elektrische Ladung durch natürlich organische polymere Fettsäuren geschützt wird, wodurch die Kolloide nicht neutralisiert werden. Auch Kälte, Hitze und elektromagnetische Strahlungen können ihnen nichts anhaben.

Die elektrolythaltigen Flüssigkristallkolloide können reinem Wasser, wie einem entmineralisierten dampfdestillierten Wasser, entmineralisierten Umkehrosmosewasser oder dem Mineralwasser Volvic zugesetzt werden. Sie strukturieren das Wasser, geben ihm seine Energieträger- und Informationsträgereigenschaften wieder, verbessern die körperlichen (Zell-)Funktionen und helfen, den Organismus zu entgiften und zu entschlacken.

Die Flüssigkristallkolloide, von den Entdeckern Crystal Energy Microcluster genannt, können außer den obengenannten Wässern auch Früchten, Gemüse, Kochwasser, Badewasser und Blumen beigegeben werden.

Bewertung

Will man Zweck und Ziel der verschiedenen Systeme zur Trinkwassernachaufbereitung zusammenfassen, geht es vor allem um die Reinigung des Leitungswassers von chemischen Schadstoffen, anderen Rückständen und unerwünschten Mineralien sowie um eine nachfolgende energetisch-informationelle Aufladung.

Nach dem heutigen Stand der Technik scheinen die folgenden Methoden diese Aufgaben am besten zu erfüllen:

- Reinigung von materiellen Schadstoffen: die Dampfdestillation und die Umkehrosmose
- Löschung der Schadstoffschwingungen: die Dampfdestillation und »Medicur« von Ludwig
- Magnetisierung: die Systeme von Berchtold und Grander
- Strukturierung des Wassers durch Energetisierung: das Flüssigkristallkolloidkonzentrat von Flanagan.

Diese Bewertung bezieht den finanziellen Aspekt mit ein.

Seite 164 bis 167:
Die Tropfenbildmethode nach Theodor Schwenk macht die Wasserqualitäten sichtbar. Darstellung der Lebendigkeit von Wasser anhand seines Strömungsverhaltens. »Hygienisch einwandfreies« Wasser ist nicht immer – wie die Bilder zeigen – auch lebendiges Wasser.

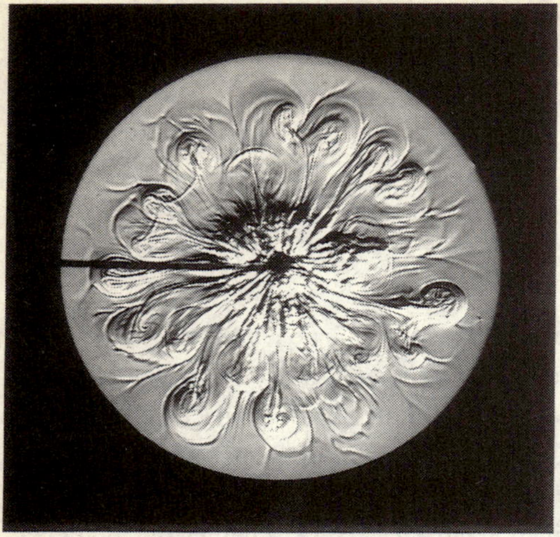

Natürlich reines, weiches Quellwasser aus den Vogesen.

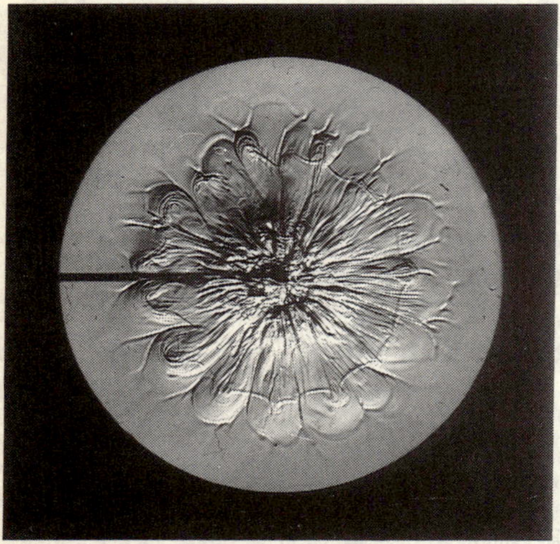

Trinkwasser einer Stadt des unteren Ruhrgebiets, gewonnen aus aufbereitetem Uferfiltrat.

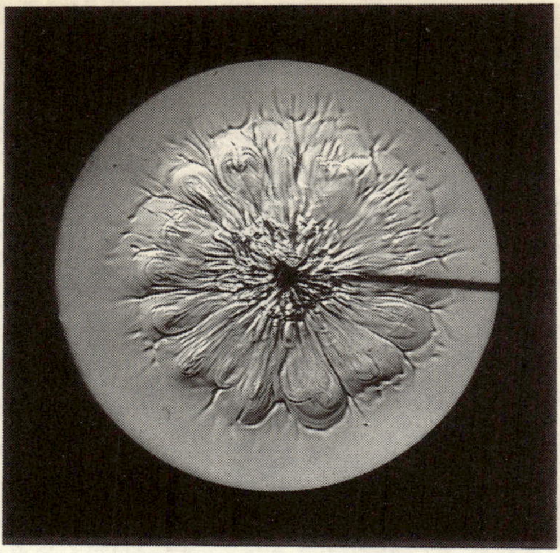

Trinkwasser einer westdeutschen Großstadt aus abfallbelastetem Grundwasser.

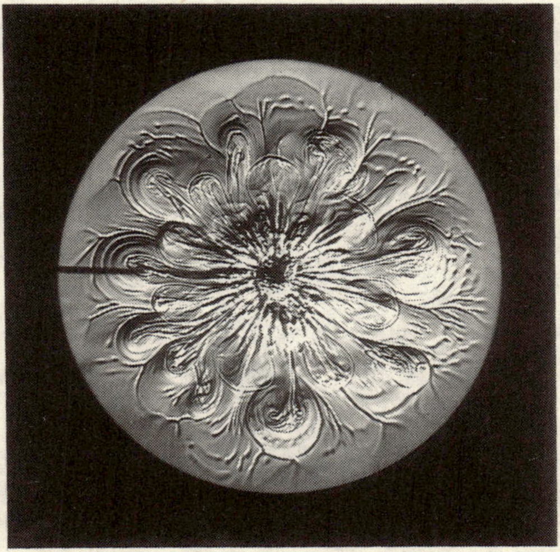

Heilwasser aus dem Kochbrunnen in Wiesbaden.

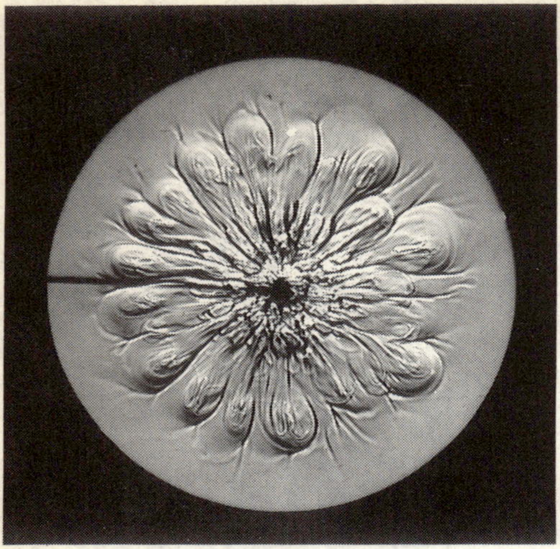

Wasser in Trinkwasserqualität aus einem Bach im Südschwarzwald in seiner Quellregion.

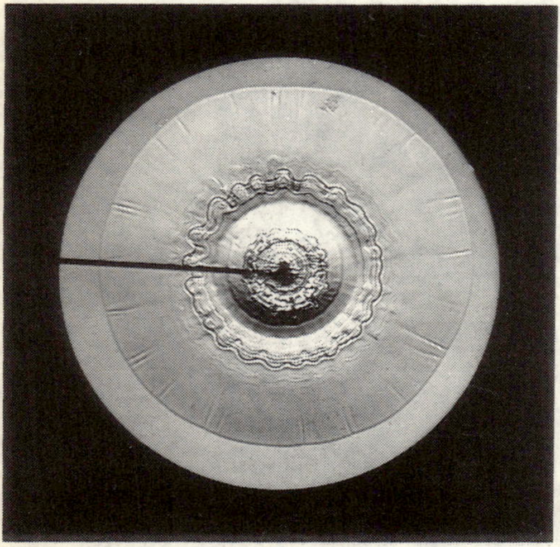

Wasser aus dem gleichen Bach nach Einleitung von Abwässern in seinem Unterlauf.

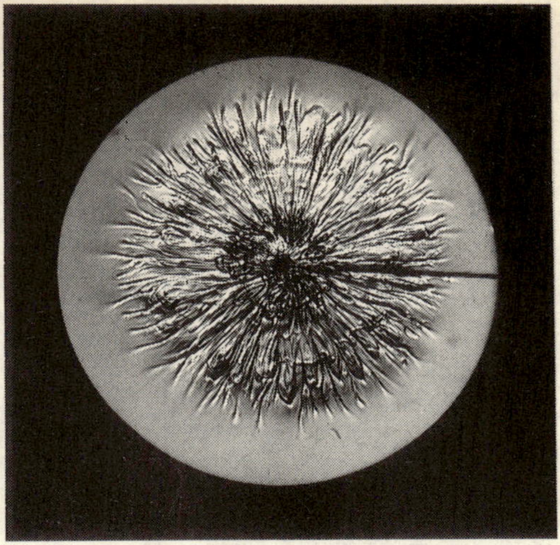

1966 aus dem Niederrhein gewonnenes Großstadttrinkwasser.

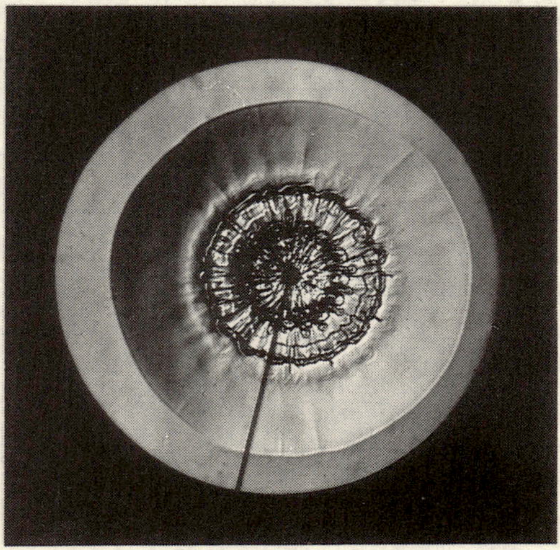

1967 aus einem mit Abwässern belasteten See gewonnenes Großstadttrinkwasser.

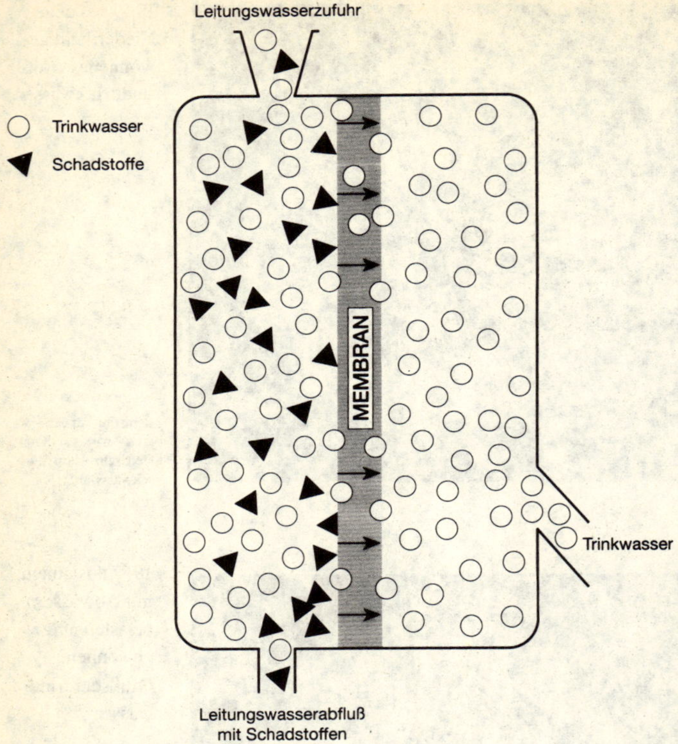

Bei der Umkehrosmose werden mit Hilfe einer halbdurchlässigen Membran mikroskopisch feine Stoffe aus dem Trinkwasser entfernt.

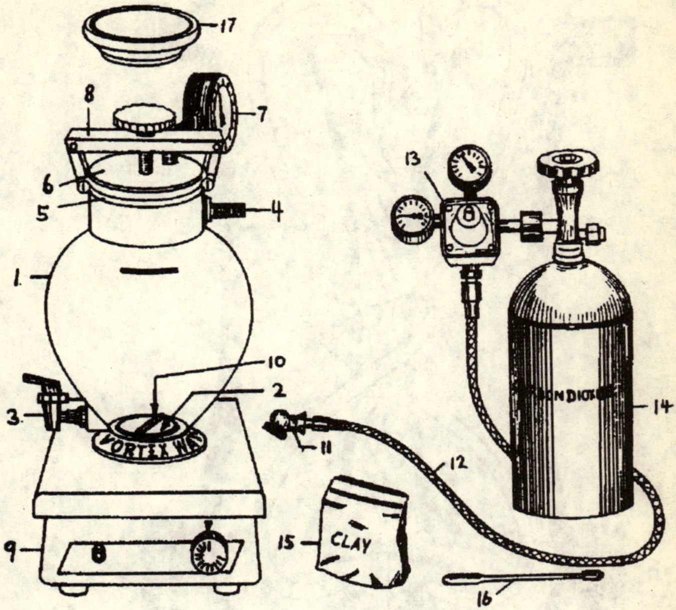

Der Vortex-Quellwasser-Generator verwirklicht Viktor Schaubergers Vorstellung der Verwirbelung von Wasser zu seiner Wiederbelebung.

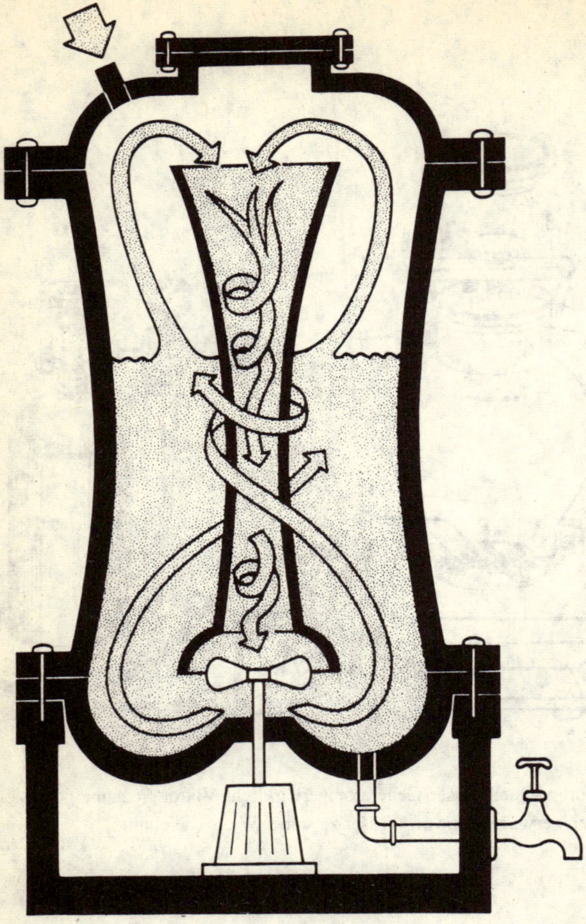

Bei der Wasserlevitation nach Hacheney wird das Wasser entgegengesetzt der Gravitation verwirbelt.

8. Kapitel

Heilende Wässer

> Alle Lebensprozesse sind unmittelbar oder mittelbar mit dem Wasser verbunden. Daher kommt dem Wasser in der Umweltproblematik eine besondere Stellung zu.
> *Wolfgang Ludwig*

Die Verwendung des Wassers als Heilmittel erfolgt mit unterschiedlichen Zielsetzungen und Indikationen, und die beabsichtigten Wirkungen sind vielfältig. Sie gehen von unspezifischeren Aufgaben wie allgemeiner Entgiftung und Entschlackung des Körpers über organsystemische wie Befreiung der Gefäße von Calcium-Ablagerungen bis zu spezifischen wie der Behandlung chronischer Bronchitiden.

Einer spezifischen Wirkung muß ein spezifischer Reiz vorangehen. Dazu muß die Zusammensetzung des Wassers definierbar sein. Pauschal gesagt, kann dieses gesunde, heilkräftige Wasser zunächst einmal so aussehen:

- rein und hochohmig oder
- mit definierten Zusätzen, die eindeutig der Therapie bestimmter Indikationen dienen
- spezifische Temperaturen.

Aus den unterschiedlichen Zusammensetzungen resultieren die unterschiedlichen Energiestrukturen und Informationscharaktere sowie die unterschiedlichen therapeutischen Anwendungen.

Trinkwasser aus der Sicht der Bio-Elektronik

Der französische Hydrologe Louis Claude Vincent behauptet, daß ein Zusammenhang zwischen Trinkwasserqualität und Erkrankungsrate (Morbidität) bzw. Sterblichkeitsrate (Mortalität) besteht. Die Trinkwasserqualität orientierte er an drei Kriterien: dem pH-Wert, dem rH^2-Wert und dem r-Wert.

Der pH-Wert bezeichnet den Säuregrad des Wassers, also die Menge der in ihr vorhandenen Wasserstoffionen. Der pH-Wert mineralarmen Wassers resultiert dabei eher aus der Art der Mineralstoffe bzw. ihrer Ionen als auch ihrer Menge. Der ideale Trinkwasser-pH-Wert liegt nach Vincent etwas unter 7.

Der rH^2-Wert gibt das Vermögen des Wassers an, mit enthaltenen Stoffen chemisch zu reagieren und dabei zu reduzieren, d. h., das Wasser gewinnt Elektronen hinzu, oder zu oxydieren, d. h., das Wasser verliert Elektronen. Je niedriger der Wert auf der Skala (0 bis 42) ist, desto mehr Elektronen enthält das Wasser. Das Redoxpotential des Wassers wird jedoch nicht von der Menge der Mineralien bestimmt, sondern von deren Zusammensetzung. Der neutrale rH_2-Wert ist 28. Der ideale Wasser-rH^2-Wert liegt nach Vincent bei 22.

Der r-Wert gibt den elektrischen Widerstand des Wassers an, gemessen in Ohm. Er wird durch die Gesamtmenge der Mineralien, die sich im Wasser befinden, bestimmt. Der Wert sagt nichts über die Mineralstoffzusammensetzung aus. Die Mineralien sind im Wasser z. T. in ihre Ionen dissoziiert, also in ihre elektrisch geladene Form, die Elektrolyte. Je mehr Mineralien in ionisierter Form im Wasser enthalten sind, desto höher ist die Leitfähigkeit bzw. desto niedriger der Widerstand und der Ohmwert. Umgekehrt: Je weniger Mineralien Wasser enthält, desto niedriger ist die Leitfähigkeit bzw. desto höher sind der Widerstand und der Ohmwert. Der ideale Wasser-r-Wert liegt weit über 1000 Ohm. Die Leitfähigkeit wird in Siemens (S) gemessen. 1 Siemens = 1:1 Ohm. Bei weichem Wasser genügt der Meßwert »Mikrosiemens« = 10^{-6} S.

Reines Wasser leitet elektrischen Strom so gut wie gar nicht. Nur in Wasser, das elektrisch geladene Teilchen (Ionen) enthält, kann Strom fließen, und je mehr geladene Teilchen im Wasser enthalten sind, desto mehr Strom kann fließen. Je größer die Ionenmenge im Wasser (gewöhnlich Salz-Ionen), desto bessere Leitfähigkeit, desto höherer Siemens-Wert. (Der Leitwert hängt allerdings auch von der Wassertemperatur ab.)

Die nachfolgende Tabelle führt einige Mikro-Siemens-Werte auf:

Destilliertes Wasser	1,5
Osmosewasser	2,5 bis 5,5
Regenwasser (im Wald)	7
Volvic	110
Regenwasser (in Fabriknähe)	300
Staatlich Fachingen	2600
Reginaris	8000
Meereswasser	42500

Quelle: Wasser, Dokumentation der Arbeitsgemeinschaft »Reines Trinkwasser«, München 1993.

Nach Vincent ist der Widerstand der wichtigste der drei Parameter. Seine langjährigen Untersuchungen belegen, daß Morbidität und Mortalität mit dem Widerstand des getrunkenen Wassers korrelieren: je niedriger der Widerstand, desto höher Morbidität und Mortalität. Natürlich hängen Morbidität und Mortalität nicht nur von der Qualität des getrunkenen Wassers ab. Aber dieses stellt zweifelsfrei einen wichtigen Faktor dar.

Reines Wasser hat nach Vincent einen hohen Widerstand: 10 000 Ohm, 20 000 Ohm, und mehr. Gutes Wasser soll mindestens 6000 Ohm haben. Das Leitungswasser der Städte und auch ländlicher Gemeinden liegt jedoch häufig bei 2000 Ohm und darunter.

Nur wenige Mineralwässer haben den von Vincent geforderten hohen Ohmwert. Dazu gehören das Haderheck Wasser aus Königstein, Volvic und Spa aus Belgien (letzteres hat 17 000 Ohm).

Ein weiteres wichtiges Kriterium für die Beurteilung der Wasserqualität ist die Drehungsaktivität des Wassers. Obwohl Wasser keine Substanzen enthält, die die Schwingungsebene des polarisierten Lichtes drehen, wissen die Anwender energetisch-diagnostischer Verfahren, daß es rechtsdrehende und linksdrehende Wässer gibt. Linksdrehendes Wasser ist der Gesundheit abträglich, rechtsdrehendes Wasser ist biologisch aktives und gesundes Wasser.

Mineralwasser

Natürliches Mineralwasser ist Wasser aus einer natürlichen Quelle. Mineralwässer mit mehr als 1500 Milligramm pro Liter Mineralstoffanteil werden Mineralwässer mit hohem Gehalt an Mineralien genannt, solche mit nicht mehr als 500 Milligramm pro

Liter sind Mineralwässer mit geringem Anteil an Mineralien, solche mit nicht mehr als 50 Milligramm pro Liter werden als Mineralwässer mit sehr geringem Gehalt an Mineralien bezeichnet.

Die Lösungsfähigkeit des Wassers erhöht sich mit der Temperatur und mit dem Kohlendioxydgehalt: Mit zunehmender Temperatur kann das Wasser mehr mineralische Stoffe in den Gesteinen, die es durchwandert, lösen; ebenso mit zunehmendem Kohlendioxydgehalt. In Wasser gelöstes freies Kohlendioxyd reagiert mit den karbonhaltigen Gesteinen und bildet lösliche Hydrogenkarbonate. Entsprechend sind die Hauptbestandteile von Quellwässern Kalziumhydrogenkarbonat, Magnesiumhydrogenkarbonat, Eisenhydrogenkarbonat. Aber auch der im Wasser gelöste Sauerstoff spielt eine wichtige Rolle beim Lösen der Mineralien: Sauerstoff oxydiert die Schwefelverbindungen, besonders die Sulfide. Bei ihnen entstehen dann Sulfate und Schwefelsäure.

Die chemische Zusammensetzung der Mineralwässer ist das Ergebnis mehrerer Faktoren: 1. Charakter der durchflossenen Gesteine und ihr Mineralgehalt (Art und Menge), 2. Sauerstoff- und Kohlendioxydgehalt und ihr Druck, 3. Temperatur des Wassers, 4. Zeit, in der das Wasser die Gesteine durchfließt, 5. Ort des Erdoberflächendurchbruchs. Die Vielzahl der Faktoren erklärt die Vielzahl der unterschiedlichen Mineralwasserzusammensetzungen.

Im Mineralgehalt der Mineralwässer spiegelt sich das Verhältnis der in der Erdrinde vorherrschenden Elemente wider, einige von ihnen bilden auch das mineralische Grundgerüst der Mineralwässer: Natrium, Kalium, Calcium, Magnesium, Chlorid, Kohlenstoff, Schwefel. Alle übrigen Elemente wie auch die Spurenelemente sind in den Mineralwässern geringer konzentriert.

Von den im Mineralwasser gelösten Gasen haben CO_2, SH_2 und Radon (eine Radium-Emanation) besondere balneologische Bedeutung.

Wenn wir von Mineralien im Wasser sprechen, sollten wir uns immer bewußt sein, daß es sich dabei nicht um Mineralien in ihrer Molekülform, sondern auch um gelöste (dissoziierte) Mineralien, die Elektrolyte, handelt. Da es bei Mineralien in Flüssigkeit einen Gleichgewichtszustand zwischen ungelösten und gelösten Mineralien gibt, hängt die Anzahl der gelösten Mineralien von ihrer Konzentration im Wasser bzw. umgekehrt von ihrem Verdünnungsgrad ab. Da die vom Körper verwendbaren Mineralien in Elektrolytform auftreten und nicht in Molekülform, wäre für die Beurteilung von Mineralwässern die Angabe ihrer Elektrolyte wichtig.

Bezeichnung der Wässer	*überwiegender Gehalt an*
Salzwässer	Natriumkationen und Chloranionen
Glauberwässer	Natriumkationen und Schwefelanionen
alkalische Wässer	Natriumkationen und Hydrogenkarbonatanionen
erdige Wässer	Calciumkationen und Magnesiumkationen und Hydrogenkarbonatanionen
sulfatische Wässer	Calciumkationen und Sulfatanionen
Bitterwässer	Magnesiumkationen und Sulfatanionen

Bezeichnung der Mineralwässer

bikarbonathaltig:	Hydrogenkarbonat-Anteil mehr als 600 mg/l
sulfathaltig:	Schwefel-Anteil mehr als 200 mg/l
chloridhaltig:	Chlorid-Anteil mehr als 200 mg/l
calciumhaltig:	Calcium-Anteil mehr als 150 g/l
fluoridhaltig:	Fluorid-Anteil mehr als 1 mg/l
magnesiumhaltig:	Magnesium-Anteil mehr als 50 mg/l
eisenhaltig:	Anteil an zweiwertigem Eisen mehr als 1 mg/l
natriumhaltig:	Natrium-Anteil mehr als 200 mg/l
natriumarm:	Natrium-Anteil darf 20 mg/l nicht übersteigen.
geeignet für die Zubereitung von Säuglingsnahrung:	mg/l-Werte sind: Fluorid 1,5; Natrium 20; Nitrat 10; Nitrit 0,02.

Bestandteile der Mineralwässer

	Süßwasser mg/kg	Mineralwasser mg/kg
Kationen:		
Natrium	bis 100	bis 100 000
Magnesium	bis 50	bis 5000
Calcium	bis 200	bis 2000
Kalium	bis 10	bis 1000
Eisen	bis 5	bis 50
Strontium		bis 50
Barium		bis 40
Ammonium	bis 1	bis 10
Lithium		bis 10
Mangan	bis 5	bis 5
Aluminium		bis 1
Anionen und Säuren:		
Chlorid	bis 100	bis 160 000
Sulfat	bis 300	bis 40 000
Bicarbonat	bis 200	bis 4000
Freie Kohlensäure	bis 100	bis 4000
Kieselsäure	bis 60	bis 120
Schwefel	bis 1	bis 120
Nitrat	bis 100	bis 100
Phosphat	bis 1	bis 100
Bromid	bis 1	bis 100
Jodid	bis 0,08	bis 40
Fluorid	bis 8	bis 10
Borsäure		bis 10
Arsen	bis 0,1	bis 10
Titansäure		bis 1

Quelle: Amelung und Hildebrandt; 1985. Nach Zörkendörfer 1940 a.

Durchschnittsgehalte von Mineralwässern

	Durchschn.* mg	Wernarzer Heilquelle** mg/kg	Volvic*** mg/l
Kationen:			
Aluminium	0,1	0,50	
Ammonium	0,5	0,09	
Barium	1,0		
Cäsium	0,5		
Calcium	500–5	15,00	9,9
Eisen vor Enteisenung	5–0,005	0,16	
Eisen nach Enteisenung	0,1		
Kalium	150–1	3,00	5,7
Kupfer	0,05	0,07	
Lithum	2,0		
Magnesium	200–5	6,37	6,1
Mangan	2–0,01	0,05	
Natrium	1000–5	2,40	9,4
Nickel		0,06	
Rubidium	1,0		
Silber	0,002	0,03	
Strontium	10	0,20	
Anionen:			
Bromid	1,0	in Spuren	
Chlorid	600–6	4,16	7,5
Fluorid	5–0,1	0,08	
Hydrogenarsenat	0,05		
Hydrogenkarbonat	1000–10	63,22	65,3
Hydrogenphosphat	0,5	0,12	
Jodid	0,1		
Nitrat	10–0,1	6,46	6,3

	Durchschn.* mg	Wernarzer Heilquelle** mg/kg	Volvic*** mg/l
Nitrit		0,10	
Sulfat	1500–1	12,84	6,9
		114,91	109,0
Undissoziierte Stoffe:			
Borsäure	10–0,1	0,002	
Kieselsäure	150–1	18,59	
Titansäure	0,1		
		133,502	
Gasförmige Stoffe:			
Kohlensäure	3000–10	1380,50	
		1514,002	

* Quelle: Mineralverband.

** Quelle: Bayer. Staatl. Balneologische Institut bei der Universität München.

*** Quelle: Staatl. Französisches Gesundheitslabor, Paris, 20. 4. 1989.

Ein Vergleich national verkaufter Mineralwässer

	Apollinaris* g/l	Gerolsteiner** g/l	Staatlich Fachingen*** g/kg
Kationen:			
Calcium	0,09	0,347	0,122
Eisen			0,002
Kalium	0,03	0,011	0,028
Magnesium	0,10	0,108	0,053
Mangan			0,002
Natrium	0,43	0,119	0,603
Anionen:			
Chlorid	0,14	0,040	0,151
Hydrogencarbonat	1,58	1,817	1,950
Sulfat	0,11	0,036	0,066
Summe der Hauptbestandteile	ca. 2,51	ca. 2,53 g	ca. 2,977

* Analyse des Instituts Fresenius, Tanusstein, vom 8. 12. 1989.
** Analyse des Instituts Fresenius, Taunusstein, vom 6. 3. 1992.
*** Analyse des Instituts Fresenius, Taunusstein, von 1990/92.

Natürliche Mineralwässer dürfen nach der Verordnung über natürliche Mineralwässer, Quellwässer und Tafelwässer (Mineral- und Tafelwasserverordnung vom 1. August 1984) nicht bearbeitet werden. Die einzigen Ausnahmen sind:

1. das Ausfiltern oder Oxydieren bestimmter den Geschmack oder die Optik beeinträchtigender Inhaltsstoffe (zumeist Eisen oder Schwefelverbindungen)
2. den teilweisen oder vollständigen Entzug der freien Kohlensäure durch ausschließlich physikalische Verfahren (z. B. Herausquirlen)
3. das Versetzen oder Wiederversetzen mit Kohlensäure.

Mineralwasser und Trinkwasser

Die Hauptgründe für den steigenden Konsum sind die angenommene Schadstofffreiheit der Mineralwässer und der höhere Mineralgehalt, der zur Substitution vermuteter oder vorhandener Mineraldefizite dienen soll. Inwieweit unterscheiden sich Mineralwässer und Trinkwässer nun wirklich?

- Mineralwasser hat im allgemeinen einen höheren Mineralgehalt als Trinkwasser.
- Die Trinkwasserverordnung schreibt gewisse Grenzwerte für Mineralien fest, die Mineralisierung der Mineralwässer ist nach oben hin unbegrenzt.
- Die Mineralstoffzusammensetzung der Mineralwässer ist aufgrund ihrer jeweiligen geologischen Herkunft sehr unterschiedlich.
- Die wichtigsten Stoffkonzentrationen der Mineralwässer wer-

den auf den Flaschenetiketten deklariert, der Konsument weiß also im allgemeinen, was er trinkt.

- Mineralwässer müssen »ursprünglich rein« sein, d. h., sie sollen keine Verschmutzungen wie Oberflächenwasser oder Grundwasser aufweisen.
- Mineralwasser ist kein Trinkwasser. Als Dauertrinkwasser ist das Leitungswasser vorgesehen, dessen Gesundheitswert durch Grenzwerte geregelt ist.
- Mineralwasser hat nicht nur einen den Mineralien zugeschriebenen Ernährungswert, sondern aufgrund des Reizcharakters der Mineralien auch einen Heilwert.
- Die Auswahl der Mineralwassermarken durch den Konsumenten erfolgt aufgrund des Geschmacks, der Verfügbarkeit im Handel, dem Markenimage, dem vermuteten Gesundheitswert, dem Preis.

Anorganische Mineralien im Mineralwasser

Mineralien sind für den Körper und seine Funktionen lebensnotwendig. Ist es aber notwendig, daß vermutete oder tatsächlich nachgewiesene Mineraldefizite mit Mineralwasser aufgefüllt werden? Und ist Mineralwasser eine geeignete Alternative zum belasteten Leitungstrinkwasser? Mineralwasser enthält – vielleicht – keine Schadstoffe, aber ist es deshalb schon das ideale Trinkwasser?

Jahrzehntelang hielt man die Mineralien in Mineralwässern für lebensnotwendig. Die Abfüller natürlicher Mineralwässer werben damit, und es entstanden zahlreiche Getränke zum Ausgleich von Mineralstoffmangelerscheinungen, z. B. für aktive Sportler. Viele Wissenschaftler plädieren für den täglichen Genuß von

Mineralwasser. Aber in der letzten Zeit mehren sich Stimmen, die vor dem unkontrollierten Genuß von Mineralwässern warnen. Warum tun sie das, worum geht es ihnen dabei, was sind ihre Argumente?

Der menschliche Organismus »lebt« unter anderem von Mineralien. Mineralien zerfallen in Flüssigkeiten in ihre Elektrolyte, wie im Wasser eben, und werden vom Körper in dieser Form in ihrer Ganzheit in den körperlichen Elektrolythaushalt aufgenommen und dort in vitalen Prozessen wie dem Stoffwechsel und der Regelung des Wasserhaushaltes umgesetzt. Das Problem, um das es in den Diskussionen über die Mineralien im Mineralwasser nun geht, bezieht sich auf die unterschiedlichen Formen der Mineralien, und zwar die sogenannten »anorganischen« Mineralien und die sogenannten »organischen« Mineralien, besser: organisch gebundene Mineralien. Die anorganischen Mineralien sind jene, die direkt aus dem Erdreich kommen, die dort vom Wasser aus den Gesteinen gelöst werden und ins Wasser übertreten. Die organisch gebundenen Mineralien sind jene, die bereits in Pflanzen oder Tieren verstoffwechselt worden sind und dort organisch gebunden wurden.

Nach Ansicht einiger Wissenschaftler können die aus dem Erdreich oder dem Wasser stammenden anorganischen Mineralien von den menschlichen Zellen nicht direkt verstoffwechselt, d. h. zu körpereigenen Stoffen umgebaut werden. Sie müssen nach Ansicht dieser Wissenschaftler zunächst von den pflanzlichen Zellen verstoffwechselt und zu organischen Mineralien umgewandelt werden. Dabei wird ihre Struktur in eine menschenverträgliche Form umgewandelt. Zwar können auch anorganische Mineralien vom Menschen verstoffwechselt werden, dies erfordert jedoch umfangreichere Körperleistungen als die Verstoffwechselung organisch gebundener Mineralien. Denn der

Organismus muß das nachvollziehen, was bei den organisch gebundenen Mineralien schon vorhanden ist: Er muß organische Transporthelfer bilden, welche die meisten Mineralien durch die Lücken der Zellwände hindurchtransportieren. In Mineralwässern sind diese Transporthelfer für die anorganischen Mineralien jedoch nicht enthalten, weshalb sie – wenn der Körper sie nicht ausreichend bildet – vor den Zellen im Bindegewebe liegenbleiben.

Nun sind eben einige Wissenschaftler der Ansicht, daß die von den menschlichen Zellen nur schwer assimilierbaren anorganischen Salze, die im Mineralwasser enthalten sind, zu einer Elektrolyt-Überbelastung des Blutes führen können. Sie müssen dann durch Nierenfiltration ausgeschieden werden. Die ständige Ausscheidung nicht assimilierbarer Elektrolyte stört auf Dauer die normale Ausscheidungsfunktion der harnbildenden Nierenzellen; das Blut wird unvollständig gereinigt, die unvollständige Filtration der Mineralstoffe in den Nieren führt zu Ausfällen in Blut und Gewebe, diese sind dann die Ursachen für weitere Mineralablagerungen: Es treten Kalzifikationen im Organismus auf, sogenannte »Verkalkungen« durch Anlagerung von Mineralien an Cholesterin und Gefäßunebenheiten. Auch in den Blutgefäßen in Herz und Hirn (»arterioklerotische Plaques«), kommt es zu »Verkalkungserscheinungen« wie zur vorzeitigen Alterung usw.

Außerdem werden die überschüssigen nicht ausgeschiedenen anorganischen Mineralien bzw. ihre Elektrolyte im Organismus, vorzugsweise im Bindegewebe, »abgelagert«, dadurch treten im Bindegewebe Transitblockaden und im Elektrolythaushalt Verschiebungen auf. Sie machen den Weg frei für das Entstehen chronisch-degenerativer Erkrankungen. Diese Ablagerungen erfolgen nicht, wenn der gesamte Stoffwechsel ausgeglichen ist.

Es scheint so zu sein, daß auch die Funktion des extrazellulären Raumes (ECR) für die Mineralienaufnahme von Bedeutung ist. Beim gut funktionierenden ECR spielt die Mineralisierung des Trinkwassers nur eine untergeordnete Rolle. Bei gestörter Funktion des ECR jedoch ist auch der Mineralhaushalt gestört. Die abgelagerten Mineralien und Elektrolyte tragen dann zur »Verschlackung« und somit zur Schädigung des Gewebes bei. Die überschüssigen Mineralien können jedoch mit einer genau durchgeführten individuellen Ernährungstherapie durch ihre Gegenspieler (Antagonisten) abgebaut werden.

Weiterhin ist nach Aussagen etlicher Experten, zu denen Vincent zählt, mineralarmes Wasser in der Lage, den Körper von überschüssigen, abgelagerten Mineralien zu befreien.

Wiederum andere verweisen auf die Wirkungen der Salzsäure im Magen und der Bikarbonate im Zwölffingerdarm, die alle Wässer – von Heilwässern bis zu destillierten Wässern – im Verdauungsprozeß auf körpereigene Werte von pH und Mineralien puffern und dabei die unterschiedlichen Strukturen aufheben. Dem ist entgegenzuhalten, daß diese Strukturen nach unserem Wissen unterschiedliche Energie- und Informationscharaktere besitzen, die unabhängig vom materiellen Gehalt der Wässer wirken. Dies haben besonders die Experimente von Cyril Smith gezeigt, die er mit unterschiedlichen Wasserfrequenzen an elektrosensiblen allergischen Patienten durchführte: bestimmte, dem Wasser aufmodulierte Frequenzen lösten bei diesen allergische Erscheinungen aus, und bestimmte andere löschten sie spontan wieder.

In den Diskussionen um die Sinnhaftigkeit oder Sinnlosigkeit von Mineralien in Mineralwässern werden heute zwei Positionen vertreten: die eine, daß Mineralien im Trinkwasser lebensnotwendig seien, weil sie den Körper mit lebensnotwendigen Mineralien versorgen, die andere, daß Mineralien im Trinkwasser aufgrund der eben geschilderten wissenschaftlichen Erkenntnisse den Körper belasten und daher eher schaden.

Im Prinzip läßt die Diskussion drei wesentliche Faktoren aus: die Menge der im Mineralwasser enthaltenen Mineralien, die Zusammensetzung der im Mineralwasser enthaltenen Mineralien, den individuellen Mineralhaushalt des Trinkenden.

Die Menge der mit Trink- und Mineralwasser aufgenommenen anorganischen Mineralien ist in Relation zu den durch die Nahrungsmittel aufgenommenen (meist organisch gebundenen) Mineralien außer bei exzessiven Mineralwassertrinkern so gering, daß sie im Zusammenhang der Gesamtaufnahme fast vernachlässigt werden kann (vgl. das Problem Nitrat). Wichtig dagegen ist die Zusammensetzung der Mineralien und Elektrolyte im Mineralwasser, denn manche Mineralien verstärkten sich in ihrer Wirkung im Körper, andere sind Gegenspieler. Um also ihre Wirkung im Organismus abschätzen zu können, müßte man die Wechselwirkungen der im jeweiligen Mineralwasser enthaltenen Stoffe kennen, ebenso wie man die elektrische Ladung dieser Mineralien bzw. ihrer Elektrolyte nicht außerhalb der Diskussion lassen darf.

Wir erinnern uns, daß überwiegend anionische Mineralwässer das elektrische Potential der für die Strukturierung des Wassers und somit den Lebensprozeß notwendigen körpereigenen Kolloide erhöhen und überwiegend kationische Mineralwässer ihr Potential erniedrigen.

So dissoziiert das Aluminium-Chlorid $AlCl_3$ im Wasser in 1 Aluminium-Ion und 3 Chlorid-Ionen. Das stark positiv geladene dreiwertige Aluminium-Kation neutralisiert dann die negative Ladung von Kolloiden und bewirkt, daß sie verklumpen (koagulieren). Umgekehrt verstärken Kaliumsulfate (Sulfat ist ein zweiwertiges Anion) und Natriumzitrate (Zitrat ist ein dreiwertiges Anion) die negative elektrische Ladung der Kolloide.

Für die Praxis heißt das, daß Natriumhydrogenkarbonat (ein überwiegend anionisches Mineral) im Gegensatz zu Natriumchlorid (ein elektrisch neutrales Mineral) keine blutdrucksteigernde Wirkung hat, und somit Salz auch nicht Salz ist.

Am wichtigsten jedoch erscheint mir die individuelle Disposition des Mineralwassertrinkenden. Das bedeutet ganz konkret: welche Mineralien und Elektrolyte sind bereits in welchen Mengen im Körper vorhanden, bei welchen bestehen extreme Überschüsse? So findet sich bei ca. 60 Prozent der Frauen in den Haaren Calciumüberschuß trotz oft erniedrigter Blutcalciumwerte – nicht als Folge fehlerhafter Hormonsteuerung, sondern weil das Calcium wegen seiner überhöhten Gegenspieler nicht bioverfügbar ist. Die individuelle Stoffwechsellage ist also die Grundlage für die Entscheidung, welche Mineralien dem Körper zugeführt werden dürfen oder nicht.

Nach Katja Akerberg können Mineralstoffwechselstörungen und ihre Ursachen durch die individuelle Stoffwechselharmonisierung beseitigt sowie das Stoffwechselgleichgewicht wiederhergestellt werden. Diese Stoffwechselkorrektur wird erreicht durch ein individuelles Ernährungsprogramm, das auf den körpereigenen Mineralstatus abgestimmt ist. Die dazu nötigen Daten werden durch eine Haarmineralanalyse gewonnen. Mit der darauf basierenden Ernährung werden dem Körper genau die Stoffe zugeführt, die er in seiner Situation braucht.

Zusammenfassend kann gesagt werden, daß die derzeitige Diskussion um die Mineralien in Mineralwässern eher verunsichert, als daß sie zur Klärung beiträgt. Die Beantwortung der Frage ist eine individuelle. Nur eine individuelle Mineralanalyse des Patienten kann erbringen, ob in den Zellen Überschüsse oder

Defizite bestimmter Mineralien vorhanden sind. Solange hier kein Befund vorliegt, sollte der einzelne mögliche Fehl- oder Übermineralisierungen durch ein Trinkwasser am besten dadurch vermeiden, daß er mineralarme Wässer trinkt und den Bedarf an lebensnotwendigen organisch gebundenen Mineralien durch individuell ausgewählte Nahrungsmittel deckt.

Quellwasser

Quellwasser ist laut Mineral- und Tafelwasserverordnung ein mineralarmes Wasser, das zwar am Quellort abgefüllt worden sein muß, im übrigen aber nur den EG-Richtlinien für Trinkwasser genügen muß.

Tafelwasser

Tafelwasser ist laut Mineral- und Tafelwasserverordnung ein künstliches Mineralwasser, d. h. ein Quell- oder Trinkwasser, das mit Kochsalz, Meersalz, Mineralwasser, doppeltkohlesaurem Natron, Salzwasser oder Soda versetzt worden ist.

Heilwasser

Natürliches Heilwasser ist Mineralwasser aus einer natürlichen Kalt- oder Thermalquelle. Von ihm sind nach den Erfahrungen und wissenschaftlichen Grundsätzen hinsichtlich Verhütung, Linderung und Beseitigung von Erkrankungen nachweisbare medizinische (Heil-)Wirkungen zu erwarten. Deshalb unterliegen

Heilwässer im Gegensatz zu Mineralwässern nicht dem Lebensmittelrecht, sondern der Heilmittelverordnung bzw. dem Arzneimittelgesetz und bedürfen einer Zulassung durch das Bundesgesundheitsamt.

Voraussetzung für die Zuteilung der Bezeichnung »Heilmittel« ist, daß ihre therapeutische Wirksamkeit bezüglich der angegebenen Heilanzeigen durch ein fachwissenschaftliches Gutachten eines balneologischen Instituts oder eines anerkannten Balneologen nachgewiesen ist und daß ihre physikalisch-chemischen Eigenschaften den seit 1958 geltenden »Begriffsbestimmungen für Kurorte, Erholungsorte und Heilbrunnen« entsprechen.

Heilwässer werden normalerweise kurmäßig verabreicht, können aber auch zu Hause getrunken werden – ein Trend, den die Heilwasserbrunnen kommerziell unterstützen. Da sie – anders als Mineralwässer – nicht als Ersatz für Leitungstrinkwasser oder zur Behebung von Mineralstoffmängeln getrunken werden, sondern der Auslösung eines therapeutischen Effektes dienen sollen, sollten sie nur über einen begrenzten Zeitraum getrunken werden und nur auf Anordnung eines Therapeuten.

Die kurmäßige Behandlung wird in Kapitel 9 beschrieben. Hier nur ein paar Feststellungen betreffs der kurmäßigen Anwendung natriumhaltiger Heilwässer.

Heute achtet man ganz besonders auf einen niedrigen Natriumgehalt der Wässer, weil die Medizin eine Wechselwirkung zwischen Natrium und Bluthochdruck sieht. Abgesehen von der geringen Natriumaufnahme durch Mineralwasser, gemessen an der Gesamtaufnahme von Natrium durch Nahrungsmittel, ist diese Fixierung auf »Natrium« als solches einfach pauschal. Es gibt nämlich unterschiedliche Natriumsalze, die wiederum unterschiedliche Wirkungen auslösen können. Ein Beispiel:

Nach Untersuchungen von Gutenbrunner und Hildebrandt führen Trinkkuren mit natriumhaltigen Heilwässern nicht zu Beeinträchtigungen des durch die Kur selbst bedingten Rückgangs des Blutdrucks. Für den Blutdruckrückgang sind nach Ihrer Meinung adaptive Umstellungen im Wasser- und Elektrolythaushalt sowie Wirkungsunterschiede zwischen Natriumchlorid und Natrium-Hydrogenkarbonat zuständig. Die Höhe des Blutdrucks ist ein Effekt der Wirkung der unterschiedlichen Natriumsalze sowie der Anpassungsfähigkeit des lebenden Organismus an Reize. Natrium ist also nicht gleich Natrium.

Für die Beurteilung und Verordnung von Heilwässern sind die quantitativen Anteile der Mineralien bzw. ihrer Elektrolyte weniger entscheidend als ihr Verhältnis untereinander. Dieses Verhältnis bestimmt den »Charakter« des Heilwassers bzw. Mineralwassers. Überschreitet ein Bestandteil den Wert von 20 mVal %, so wird er in der chemischen Bezeichnung des Wassers berücksichtigt. So wird z. B. ein Wasser, das jeweils mehr als 20 mVal % Ca^{2+}, SO_4, HCO_3 hat, chemisch als eine Calcium-Sulfat-Hydrogenkarbonat-Quelle bezeichnet. Für einige biologisch hochwirksame Spurenstoffe wie Eisen, Arsen, Jod und Schwefel sowie für frei gelöste Kohlensäure genügt allerdings das Überschreiten bestimmter absoluter Konzentrationsgrenzen, um den Quellcharakter maßgebend bzw. namengebend mitzubestimmen.

Folglich erfolgt die Einteilung der Heilwässer bei uns nach der Charaktisterik, die sich aus den chemischen Analysen und ihren physikalisch-chemischen Eigenschaften ergibt:

A) Wässer, die mehr als 1g/kg gelöste feste Mineralstoffe enthalten. Zur Charakterisierung werden alle Ionen herangezogen, die mit mindestens 20 mVal % an der Gesamtkonzentration beteiligt sind. Es gibt folgende Hauptgruppen:

1. Chlorid-Wässer
   Natrium-Chlorid-Wässer (solche mit über 240 mVal/kg Natrium- bzw. Chlorid-Ionen werden als »Sole« bezeichnet)
   Calcium-Chlorid-Wässer
   Magnesium-Chlorid-Wässer
2. Hydrogenkarbonat-Wässer
   Natrium-Hydrogenkarbonat-Wässer
   Calcium-Hydrogenkarbonat-Wässer
   Magnesium-Hydrogenkarbonat-Wässer
3. Karbonat-Wässer
4. Sulfat-Wässer
   Natrium-Sulfat-Wässer
   Magnesium-Sulfat-Wässer
   Calcium-Sulfat-Wässer
   Eisen-Sulfat-Wässer
   Aluminium-Sulfat-Wässer

B) Wässer, die unabhängig vom Gesamtgehalt an gelösten festen Mineralstoffen besonders wirksame Bestandteile enthalten. Der Gehalt an wirksamen Bestandteilen muß am Ort der Verwendung bestimmte Mindestmengen enthalten. Es gibt:

eisenhaltige Wässer
arsenhaltige Wässer
jodhaltige Wässer
schwefelhaltige Wässer
radonhaltige Wässer
radiumhaltige Wässer
Kohlensäure-Wässer (Säuerlinge) mindestens 1000 mg/kg freies Kohlendioxyd)

C) Wässer, deren natürliche Temperatur am Quellenaustritt mehr als 20 Grad C beträgt (Thermen).

Quelle: Amelung und Hildebrandt, Balneologie und medizinische Klimatologie. 1985.

Meerwasser

Meerwasser enthält wie Meersalz neben Natriumchlorid über 30 weitere Mineralstoffe und Spurenelemente. Ihre Gesamtkonzentration beträgt stolze 3,5 Prozent.

Meersalz wird zu den physiologischen Salzlösungen gerechnet. Trotzdem ist für die Wirkungen des Meerwassers auf den menschlichen Organismus nicht das Natriumchlorid allein zuständig, sondern das ganze Spektrum der im Meerwasser enthaltenen Mineralien, die vom Kochsalz gänzlich abweichende Wirkungen hervorrufen.

Die mineralische Zusammensetzung des Meerwassers hat eine gewisse Ähnlichkeit mit derjenigen des menschlichen Blutserums, einzelne Stoffe weichen jedoch stark davon ab (Fluor, Magnesium, Hydrogenkarbonat).

Viele amerikanische Ärzte warnen vor dem Genuß von Meerwasser wegen seiner starken Mineralisierung. Meerwasser steht im Verdacht, hohe extrazelluläre Mineralienkonzentration zu verursachen, die zur Entwässerung der Zellen durch Osmose und damit zum Tod führt, wie die Schicksale zahlreicher Schiffbrüchiger beweisen, die um ihren Durst zu löschen, Meerwasser tranken.

Dennoch wird in der Meerwassertherapie (Thalassotherapie) Meerwasser getrunken. Warum? Empirische Befunde beweisen, daß Meerwasser tatsächlich therapeutische Wirkungen hat. Aber findet bei den Trinkkuren nicht, wie die Amerikaner vermuten, eine Übermineralisierung des Organismus statt? Grundsatz ist, daß der Körper dazu neigt, alle Funktionen, also auch den Mineralhaushalt, konstant zu halten. Das bedeutet, er entfernt bei Übermineralisierungen einen Großteil der Stoffe und Elektrolyte. Er bringt also Gegenreaktionen hervor. Von daher sind Trinkkuren mit Meerwasser (unter ärztlicher Aufsicht!) zu beurteilen: Sie sind Reiztherapien, die den Organismus veranlassen, den Mineralhaushalt in der Balance zu halten und den Wasserhaushalt zu trainieren.

Für den Einsatz von Meerwasser als Heilmittel wird eine breite Indikationspalette angegeben. Meerwasser übt besonders durch das Natriumchlorid lokale Wirkungen auf Mund-, Rachen-, Magen- und Darmschleimhäute aus (Sekretionssteigerung und Harmonisierung der Säureproduktion), zieht im Darm Wasser an und führt so zu einer stärkeren Darmfüllung (Abführwirkung), steigert die Galleproduktion und fördert die Galleausschüttung. Ein Bluthochdruck kann eventuell durch die im Meerwasser enthaltenen Gegenspieler des Natrium, d. s. Calcium, Kalium und Magnesium, gesenkt werden. Wahrscheinlich ebenfalls durch die Antagonisten kann die Harnausscheidung angeregt werden. Darüber hinaus können Meerwassertrinkkuren bei nervösen Zuständen, hormonellen Störungen, allergischen Erkrankungen und einer Vielzahl weiterer Krankheiten angezeigt sein.

9. Kapitel

Hydrotherapie ist Reiztherapie

Es ist so angenehm, zugleich die Natur und sich selbst zu erforschen, weder ihr noch dem eigenen Geist Gewalt anzutun, sondern beide in sanfter Wechselwirkung miteinander ins Gleichgewicht bringen.
Johann Wolfgang von Goethe

In Kapitel 5 zeigten wir auf, nach welchen Kriterien die in der Regulationstherapie eingesetzten Reize unterschieden werden können. Die Klassifizierung der Qualitäten der Reize, wie Reizstärke, ist ein erfolgentscheidendes Kriterium in der Hydrotherapie. Der Gesamterfolg hydrotherapeutischer Anwendungen hängt wesentlich von den kurbegleitenden Umständen ab, zu denen jedoch auch Bewegung, Ernährung, klimatische Verhältnisse, psychische Situation des Patienten usw. gehören. Nicht grundlos ergänzte Kneipp seine Wassertherapie durch umfassende diätetische Maßnahmen.

Reizfaktor »Temperatur«: Eine der wichtigsten Reizqualitäten der Hydrotherapie ist die objektive Wassertemperatur. Hierbei geht es einmal um die absolute Temperatur (in Celsiusgraden), zum anderen um die relative Temperatur, d. h. um die im Augenblick der Therapie bestehende Wassertemperatur im Verhältnis zur Temperatur der behandelten Körperoberfläche, und um die sich während der Behandlung verändernde Temperatur, also um aufsteigende (Wärme-) oder absteigende (Kälte-) Werte. Das subjektive Empfinden der Wassertemperatur spielt auch eine große Rolle: Inwieweit ist ein temperaturempfindlicher oder-unempfindlicher Körperteil betroffen, wie ausgedehnt ist die Behandlungsfläche?

Reizfaktor »hydrostatischer Druck«: Der hydrostatische Druck der unterschiedlichen hydrotherapeutischen Medien – Moorbäder, Solebäder, Thermalbäder – wirkt insofern als Reizfaktor, als er durch seinen Auftrieb das Körpergewicht des Patienten verringert und dadurch erleichterte aktive und passive Bewegungen erlaubt (was z. B. in der Unterwasserbewegungstherapie genutzt wird). Andererseits übt aber der Wasserdruck einen mechanischen Reiz auf die Körperoberfläche, wie Brustkorb, sowie auf die Organe auf.

Reizfaktor »Wasserinhaltsstoffe«: Die Inhaltsstoffe (chemischen Bestandteile) des Wassers (Mineralien, Sauerstoff und Kohlendioxyd, Zusätze pflanzlicher Art) wirken als chemische Reize auf die Haut und unter Umständen bei tiefer Einatmung als reaktionsprovozierende Inhalationsstoffe.

Reizfaktor »mechanische Einwirkungen«: Zur Erhöhung der Reizwirkung hydrotherapeutischer Maßnahmen werden oft mechanische Reize in Form von Bürstungen, Druckstrahl, Klatschungen, Massagen, Reibungen, Wasserbewegungen usw. gesetzt. Sie wirken sowohl unspezifisch auf die Hautoberfläche als auch spezifisch durch ihre Lokalisation, u. a. über die genannten Headschen Zonen (Haut- und Nervensegmente).

Reizfaktor »Zeit«: Dies betrifft sowohl die Einwirkzeit der Wasserbehandlung als auch die für Temperaturänderungen (an- und absteigende Bäder) notwendige Anpassungszeit des Organismus.

Diese Reizfaktoren treten im allgemeinen nicht isoliert, sondern gebündelt auf. Sie lösen keine linear-kausale Wirkung aus, sondern im Sinne ganzheitlich-unspezifischer Behandlungen ein ganzes Wirkungsgeflecht parallel laufender und nachgeschalteter Reaktionen.

Hydrotherapeutische Behandlung von Organsystemen

Die Hydrotherapie zielt, wie schon gesagt, weniger auf die Behandlung eng definierter Krankheitsbilder als auf die Wiederherstellung normaler Funktionsabläufe ganzer Organsysteme und die damit verbundenen Organfunktionen ab. Dennoch stehen bei der Verordnung konkrete Indikationen im Vordergrund.

Das Nervensystem

Hydrotherapeutische Reize können zwar direkt auf die Körperzellen einwirken, werden aber überwiegend über das Nervensystem geleitet. Seine zentrale Leistung als Übermittler thermischer, mechanischer u. a. Informationen, das sind die Reize, besteht darin, daß es z. B. von den Wärme- und Kälterezeptoren der Haut aus die Reize über Reflexbögen an andere Körperteile weitergibt. Die Wirkungen der Hydrotherapie auf das Nervensystem liegen also sowohl in der unmittelbaren Wirkung auf das Nervensystem selbst als auch in der mittelbaren Wirkung auf die vom Nervensystem versorgten Körperteile. Dies sind z. B. das Herz-Kreislauf-System einschließlich Lymph-, Atem-, Verdauungs- und Stoffwechselsystem, Hormonsystem, Muskulatur, Wärmehaushalt, Immunsystem, Bewegungsapparat, Uro-Genitalsystem und Psyche. Die umfangreichen Übertragungsmöglichkeiten hydrotherapeutischer Reize über das Nervensystem beweisen, daß die Hydrotherapie keine lokale, sondern eine ganzheitlich wirkende Behandlungsmethode ist.

Die Ziele hydrotherapeutischer Beeinflussungen des Nervensystems liegen einerseits in der Ausgleichung des vegetativen Tonus, andererseits in der Reaktions- und Abwehrsteigerung des Nervensystems durch Beanspruchungen des Nervensystems.

Die Hydrotherapie wird u. a. bei folgenden Erkrankungen des Nervensystems eingesetzt: beim akuten neuritischen Syndrom, bei chronisch-entzündlichen Erkrankungen des zentralen und peripheren Nervensystems, Nervenprellungen und Nervenverletzungen, bei Nerven- und Muskelerkrankungen nach Abklingen ihrer akuten Phase.

Das Hormonsystem

Ungleichgewichte im Hormonsystem können durch eine hydrotherapeutische Behandlung ausgeglichen werden. Drüsenunterfunktionen können angeregt werden, Überfunktionen gedämpft werden. Dies geschieht sowohl direkt durch Beeinflussung der Drüsen über hydrothermale Reize als auch indirekt durch die Beeinflussung des Nervensystems, das die Drüsenfunktionen steuert. Bei Schilddrüsenüberfunktion (Hyperthyreose) kann sogar durch weitere Wirkungsvernetzungen über das Hypophysen-

Nebennierenrinden-System Einfluß auf die Nierenfunktion und den Wasserhaushalt genommen werden. Die Hydrotherapie ist nicht nur die simple Behandlungsmethode, als die sie oft angesehen wird, sondern sie kann wirkungsvoll in ein sehr komplexes körperliches Vernetzungsgefüge eingreifen.

Die therapeutischen Erfolge der Hydrotherapie sind nach Krauß zur Beeinflussung des Hormonsystems begrenzt, echte Erkrankungen des endokrinen Systems sind kaum zu beeinflussen. Dennoch: Einflüsse auf die Funktionen der endokrinen Drüsen konnten nachgewiesen werden, wobei es sich offensichtlich um ansonsten gesunde Drüsenorgane handelte. Auch Frauenkrankheiten konnten durch Moorbehandlungen gebessert werden.

Der Stoffwechsel

Der Stoffwechsel wird hydrotherapeutisch über das Vegetativum (vegetative Nervensystem) und über den Wärmehaushalt behandelt. Steigerungen des Grundumsatzes durch kalte Wasseranwendungen und wärmezuführende Maßnahmen wurden nachgewiesen, ebenso Senkungen des Grundumsatzes über den Abbau der das Nervensystem erregenden Reizzustände. Diese Wirkungen halten jedoch nicht lange an. Die erfolgversprechendere Behandlung funktioneller und organischer Störungen des Verdauungstraktes einschließlich Magen-, Darm- und Gallenblasenstörungen, wie Bauchschmerz, Völlegefühl, Blähungen und Aufstoßen, erfolgt durch eine Trinkkur mit geeigneten Mineral- bzw. Heilwässern. Die Verdauung kann auch durch Wärmebehandlungen des Bauches mit Peloidpackungen, Dampfkompressen, heißen Güssen und Thermalbädern günstig beeinflußt werden.

Insgesamt wird die Hydrotherapie bei Störungen von Verdauung und Stoffwechsel bei nichtakuten Krankheiten des Verdauungstraktes einschließlich der Leber und des intermediären Stoffwechsels eingesetzt. Eine begleitende individuelle Ernährungstherapie wird in den meisten Fällen erforderlich sein, bei psychosomatischen Beschwerden häufig auch eine psychotherapeutische Betreuung.

Der Wärmehaushalt

Die Aufgabe der Hydrotherapie ist das Training der körpereigenen Regulationssysteme. Dies gilt auch für den Wärmehaushalt. Kalte Waschungen, Wickel und Güsse führen zu lokalen Hauttemperaturerniedrigungen, die durch reaktive Mehrdurchblutungen der betroffenen Gebiete ausgeglichen werden. Bei der hydrotherapeutischen Behandlung muß die situative Körpertemperatur des Patienten berücksichtigt werden. Bei niedriger Körpertemperatur kann eine lokale Kältebehandlung oft nicht schnell genug ausgeglichen werden. Deshalb gilt bei den Kneippwasseranwendungen das Gebot, daß kalte Anwendungen nur bei gut durchwärmten Patienten durchgeführt werden dürfen und daß die Patienten nach der Behandlung, z. B. einer kalten Waschung, sofort gut eingehüllt werden müssen.

Der Wärmehaushalt ist, wie oben betont, Teil der körperlichen Gesamtregulation. Seine Störung wird oft durch umfassende Regulationsstörungen verursacht, weshalb die Hydrotherapie oft direkt auf die Wärmeregulation einwirken kann. Der Therapeut muß aber auch eine mögliche übergeordnete Regulationsstörung berücksichtigen, die wieder eine ganzheitlich orientierte Hydrotherapie erfordert.

Die Haut

Die meisten hydrotherapeutischen Maßnahmen wirken über die Körperoberfläche und somit über die gesamte Hautfläche oder bestimmte Hautareale. Von hier aus wirken sie auf die schon besprochenen Nerven-, Hormon-, Kreislauf-, Atem- und Verdauungssysteme. Ausgangspunkte dieser Organbeeinflussungen sind dabei die in der Haut liegenden Wärme-, Kälte-, Druck- und Schmerzrezeptoren. Sie sind die eigentlichen Empfänger und Sender hydrotherapeutischer Reize. Doch die Haut ist auch selbst ein Wirkungsorgan. Die Hautdurchblutung wird durch hydrotherapeutische Maßnahmen angeregt; Schweißdrüsen regulieren den Wärmehaushalt und unterstützen die perkutane Entgiftungsfunktion des Organismus. Die Funktion der Schweißdrüsen wird besonders durch ganzkörperliche und lokale Wärmeanwendungen in Form von ansteigenden Teilbädern oder Wickeln, ferner durch Dampfbäder, Saunabäder und Überwärmungsbäder angeregt. Durch Baden in mineralhaltigem Wasser kann die Haut die im Wasser vorhandenen Inhaltsstoffe, wie Eisen und Natrium, sowie organische Verbindungen aufnehmen. Da diese Stoffe über die Lymphbahnen und die venösen und arteriellen Kapillaren in den Blutkreislauf gelangen, sind sie auch ganzkörperlich wirksam.

Das Herz-Kreislauf-System

Hydrotherapeutische Anwendungen können sowohl den Gesamtkreislauf als auch die Durchblutung einzelner Körperpartien beeinflussen. Dies wird durch ein generelles Kreislauftraining im Sinne eines beschleunigten Blutumlaufes und damit verbundenem Herz- und Gefäßtraining sowie lokaler Blutvermehrungen bewirkt. Die Muskulatur wird trainiert und die Anpassung an größere Leistungsanforderungen verbessert.

Die Anwendung heißen Wassers führt zur Verengung der Blutgefäße der betroffenen Hautareale und zum Rückfluß des Blutes in tiefere Körperbezirke. Kaltes Wasser führt ebenfalls zu einer Kontraktion der Blutgefäße, allerdings hier durch die Schockwirkung des Kältereizes. In beiden Fällen wird das Herz erheblich belastet – wiederum ein Hinweis darauf, daß besonders herz- und kreislaufbelastete Menschen ihren Arzt konsultieren müssen, bevor sie sich diesen Reizen aussetzen. Einen weiteren kreislaufbelastenden Faktor stellt der hydrostatische Druck des Wassers dar, der beim Vollbad natürlich größer ist als beim Halbbad.

Hydrotherapien werden eingesetzt bei niedrigem Blutdruck in Form eines Gefäßtrainings durch kurze Kaltreize im Sinne der Kneippanwendungen, durch Wassertreten und Trinkkuren mit natriumhaltigen Heilwässern. Essentieller Bluthochdruck wird durch Kohlensäurebäder, ansteigende Unterarmbäder und langliegende kalte Wickel behandelt. Der nierenbedingte Bluthochdruck läßt sich durch balneologische Maßnahmen nicht beeinflussen.

Die Arteriosklerose läßt sich im Frühstadium ohne manifeste Durchblutungsstörungen durch ein Gefäßtraining mit thermischen Reizen, also Jodsolebädern, Jodsoletrinkkuren, Kohlensäurebädern, Kneippanwendungen, Sauna, Thalassotherapie, Thermalbädern und Wechselbädern, behandeln. Bei Arteriosklerose im fortgeschrittenen Stadium sind Wasserkuren zumeist wirkungslos, stärkere Temperaturreize können sogar schädlich sein.

Hydrotherapie ist im Bereich der Herz- und Kreislauferkrankungen auch einsetzbar bei: Herz- und Kreislaufschwäche, funktionellen Kreislaufstörungen (vegetative Dystonie) wie in der postoperativen Behandlung von Herzoperationen. Diese Behandlungen sollten allerdings nur in spezialisierten Rehabilitations-Kurkliniken durchgeführt werden. Als Gegenanzeigen gelten akute und chronische entzündliche Herzerkrankungen, Herzmuskelschwäche sowie weitere Herz-Kreislauferkrankungen, die nach der jeweiligen Belastungs- und Reaktionslage des Patienten eine Hydrotherapie ausschließen.

Das Atemsystem

Die hydrotherapeutischen Maßnahmen zielen auf die nervlichen Steuerungsvorgänge der Atemwegsfunktionen. Die Balneotherapie erzwingt durch den hydrostatischen Druck des Vollbades ein intensiveres Atmen des Patienten, was zu bewußtem Atmen anregt. Patienten mit verminderter Beweglichkeit der Brustmuskulatur vertragen große Bäder oft schlecht, obwohl ein Vollbad Atemschmerzen lindern kann. Auch die Temperaturreize des Vollbades – besonders die kalten – erzwingen ein tieferes und häufigeres Durchatmen.

Das Abwehrsystem

Zu den Erkrankungen des Abwehrsystems gehören Infektionskrankheiten sowie allergische Erkrankungen und auch Erkrankungen des rheumatischen Formenkreises. Da die Hydrotherapie hier gute Erfolge zu verzeichnen weiß, kann sie auch als Methode zur Beeinflussung des Abwehrsystems angesehen werden.

Die Hyperthermie durch Überwärmungsbäder hat sich als ein

erfolgreicher Weg erwiesen, ferner Sauna und römisch-irische Dampfbäder, Wechselbäder, serielle feuchte Dreiviertel- oder Ganzpackungen. Bei rheumatischen Beschwerden hat sich in der Schmerzbehandlung die Kältetherapie bewiesen. Da die rheumatischen Erkrankungen einerseits entzündlichen, andererseits degenerativen Ursprungs sind, müssen unterschiedliche hydrotherapeutischen Anwendungen eingesetzt werden.

Beim entzündlichen Rheumatismus können nach Abklingen des akuten Schubes Badekuren mit Moor, Radon, Schwefelwässern oder Sole durchgeführt werden, verbunden mit aktiven und passiven Unterwasserbewegungsübungen. In diesem Fall muß die Therapie dem aktuellen Krankheitszustand angepaßt werden. Ärztliche Kurüberwachung ist unbedingt notwendig.

Der degenerative Rheumatismus tritt zumeist bei älteren Menschen auf. Da bei ihnen oft gleichzeitig andere altersbedingte Erscheinungen oder Krankheiten vorliegen, ist bei der hydrotherapeutischen Behandlung darauf zu achten, daß die Therapie der rheumatischen Symptome nicht den anderen möglicherweise vorliegenden Krankheitsbildern widerspricht. Da bei etwa 30 Prozent der Arthrosepatienten auch entzündliche Prozesse vorliegen, bestimmen dann diese die Therapie. Allgemein haben sich Akratothermen (warme Wildwässer), Radon-, Schwefel- und Solebäder bewährt. Örtliche Wärmeanwendungen mit Peloiden, Fango, Moor oder Schlick können die Durchblutung der betroffenen Gelenke und Gewebe fördern und damit den Schmerz herabsetzen. Bei der Behandlung des degenerativen Rheumatismus sollten die Vorteile des hydrostatischen Auftriebs im Bad mit aktiven und passiven Bewegungen genutzt werden. Die relative Schwerelosigkeit des Körpers im Wasser entlastet besonders bei Spondylosen.

Die innerlichen Anwendungen

Heilwässer sind wie die natürlichen Mineralwässer unterirdischen Ursprungs: Wasser, das in natürlichen oder künstlich geschaffenen Quellen zutage tritt. Im allgemeinen handelt es sich dabei um Wasser des unterirdischen Teils des großen Wasserkreislaufs. In einzelnen Fällen aber ist es Wasser, das gemeinsam mit vulkanischen Gasen in Dampfform von unterirdischen Magmamassen abgegeben wird, durch unterirdische Gesteinsspalten hochquillt, an der Erdoberfläche durch Abkühlung kondensiert und in Quellenform austritt. Wenn der Wasserdampf nicht genügend abkühlt, um zu kondensieren, tritt er in Form von Dampfquellen zutage, wie bei den Fumarolen in Ischia, über die Sie auf späteren Seiten noch einiges erfahren.

Der ständige Fluß der Mineral- und Heilwasserquellen kann seine Ursache in der natürlichen Bodenbeschaffenheit haben (natürliche Quellen) oder durch Bohrungen künstlich geschaffen sein.

Heilwässer werden in Heil- und Kurorten kurmäßig verordnet und getrunken, sind aber auch im Handel erhältlich. Mit steigendem Gesundheitsbewußtsein der Bevölkerung stieg auch der Umsatz der freiverkäuflichen Heilwässer: 1986 betrug er 213 Millionen Liter, diese werden zu 63 Prozent von Frauen und nur zu 37 Prozent von Männern getrunken. Die Konsumenten sind in den höheren Altersgruppen zu finden, 60 Jahre und aufwärts. Der Anteil der Heilwässer am Wassermarkt betrug im Jahre 1986 9 Prozent.

Trinkkuren mit Mineralwässern bzw. Heilwässern werden über einen definierten Zeitraum, meist über vier bis sechs Wochen, aber auch länger durchgeführt. Sie können tiefgreifende Wirkungen auf den Gesamtorganismus einschließlich Stoffwechsel haben. Deshalb sollten sie nur nach ärztlicher Vorschrift und unter ärztlicher Aufsicht durchgeführt werden. Trinkkuren können eine Reizbelastung darstellen, die ein ausreichendes Reaktions- und Kompensationsvermögen erfordert. Ist dies nicht vorhanden, kann es zu ungewollten überschießenden Reaktionen kommen, die u. U. gar nichts damit zu tun haben. Auch bestehende Krankheiten können als Kontraindikationen die Trinkkuren verbieten, wie z. B. Störungen der Wasserausscheidungen, Herzschwäche und Herz- oder nierenbedingte Wasseransammlungen im Körper, was besonders im Alter zu beachten ist, weil die Mehrzahl der Körperfunktionen reduziert ist, so der Wasser- und Elektrolythaushalt.

Der bei der Trinkkur ausgelöste Wirkmechanismus ist dem der Bäderkurbehandlung vergleichbar: durch serielle Verabreichung von Einzelreizen werden körpereigene Reaktionen ausgelöst. Die zu ihrer Beseitigung ausgelösten Abwehr-, Regulations- und Anpassungsmechanismen führen durch Anregung der inneren Selbstordnungsleistungen zu einer Verbesserung der Regulationsfähigkeit. Bei der Trinkkur ist hiervon besonders die funktionelle Adaptation von therapeutischer Relevanz. Normalisierungseffekte sind Ausdruck der gesteigerten Regulationsfähigkeit des Organismus und als Ergebnis der vegetativen Umstellungen im Rahmen einer funktionellen Anpassung anzusehen.

Allgemeinreaktionen sind ein Zeichen einer umfassenden Umstellung des Organismus. Regelmäßiges Trinken von Heilwasser aktiviert den Organismus. Trinkkuren regen den Körper an, zu reagieren und von sich aus zur Heilung und Gesundung beizutragen. Die eigentliche Kurwirkung ist ein Langzeiteffekt.

Die Wirkungen der Trinkkuren werden durch den Mineralstoffgehalt, die Wechselwirkungen der Mineralien, die Temperatur des Wassers und durch seine Menge erzielt.

Bei den Trinkkuren trinkt der Patient über den Tag verteilt zu bestimmten Zeitpunkten bis zu 1,5 Liter pro Tag. Je nach Indikation können auch trinkfreie Tage eingelegt werden, um dem Organismus Zeit für die Umstellung des Stoffwechsels zu geben.

Heilwassertrinkkuren werden selten zur Substitution von Mineralstoffmangelerscheinungen eingesetzt. Für Trinkkuren sollte der Mineralstoffhaushalt möglichst ausgeglichen sein, um den Heileffekt kontrollieren zu können. Substitutionen sind im allgemeinen nur bei chronischen Krankheiten, die mit Mangelerscheinungen einhergehen, nötig. Mangelerscheinungen treten infolge von medikamentösen Behandlungen sowie in Zeiten besonderer körperlicher Beanspruchung auf, bekanntestes Beispiel: die Schwangerschaft. Im allgemeinen kann die Mineralstoffzufuhr durch eine individuelle Ernährung gesichert werden. Eine zusätzliche Mineralstoffzufuhr durch Mineral- oder Heilwasser ist nicht gezielt genug, um Mangelzustände zu beseitigen, da die Zusammensetzung nicht der individuellen Bedarfssituation entspricht. Es besteht eher die Gefahr, durch antagonistische Effekte mancher Mineralien noch größere Mangelerscheinungen zu erzeugen. Hinzu kommt noch eine Art pharmakologischer Wirkung durch Spurenelemente, die eine direkte und spezifische biologische Wirkung ausüben, so Jod auf die Schilddrüse, Eisen und Kupfer auf die Leber, Schwefel auf Haare, Nägel und Gelenkknorpel.

Die Trinkkuren wirken vorwiegend auf und über die Schleimhäute des Mundes, der Speiseröhre, des Magens und des Darmes. Bei ihrem Weg durch das Verdauungssystem werden sie durch Speichel und andere Sekretionen, Vermischungen mit Speisen und schließlich durch die Aufnahme in den Körper zunehmend verändert. Dabei sind die Wirkungen eng an Rezeptoren gekoppelt, die nervliche, hormonale, sekretorische und motorische Reaktionen auslösen.

Im Mund regen Heilwässer wie Mineralwässer die Speichelsekretion an. Je höher der Stoffgehalt, desto stärker der Sekretionsreiz. Im Mund werden aufgrund der Speichelwirkung weitere Mineralien des Heilwassers in Elektrolyte zerlegt. Im Magen setzt sich der Sekretions- und Spaltungsprozeß fort durch vermehrte Sekretion von Säure und Enzymen. Nur Mineralwässer mit hohem Calcium- und Magnesiumgehalt regen die Magensekretion im allgemeinen nicht an. Im Gegenteil bieten alkalireiche Wässer durch Neutralisierung der Magensäure einen gewissen Magenschleimhautschutz.

Heilwässer wirken auf die Magenschleimhäute und die Produktion von Magensäften, der Magensäure und der Enzyme. Bei chronischen Magenschleimhautentzündungen bewirken Natrium- und Calcium-Hydrogenkarbonatheilwässer eine Schonung der Schleimhaut und eine Hemmung der Entzündung. Bei zu starker Produktion von Magensäure puffern hydrogenkarbonathaltige Heilwässer die überschüssige Magensäure, normalisieren die Säureproduktion und beheben das Sodbrennen, bei zu geringer Magensäureproduktion regen Natrium-Chlorid- und kohlensäurehaltige Heilwässer die Säureproduktion an.

Auch im Darm wird die Sekretion durch Mineralwasser gesteigert. Dabei können auch über chemische Prozesse Hormone in der Schleimhaut freigesetzt werden, die wiederum die Aktivität von Leber und Bauchspeicheldrüse anregen und die Abgabe von Galle fördern. Im Sinne sekretorischer Leistungen sind Mineral- und Heilwässer also durchaus verdauungsfördernd. Bei höherem Magnesium- und SO_4-Gehalt des Mineralwassers kann es aufgrund einer osmotischen Wasserbindung im Darm zu flüssigen Stühlen mit einer beschleunigten Darmentleerung kommen.

Calciumhaltige Heilwässer wirken auf Darmentzündungen und sulfathaltige regen gemeinsam mit ihren Inhaltsstoffen Magnesium und Natrium die Darmtätigkeit an. Sie wirken durch Anregung der Darmtätigkeit leicht abführend. Außerdem beeinflussen sie Funktionsstörungen von Bauchspeicheldrüse, Leber und Gallenblase.

Kalt getrunkene Mineralwässer verstärken, wie auch andere kalt getrunkene Wässer, die rhythmische Wellenbewegung der Darmwand. Dadurch und durch die schnellere Darmpassage von Wasser wird die Darmentleerung gefördert. Dieser Effekt wird von denen, die sich in sogenannten »Hausmitteln« auskennen, bei Verstopfung ausgenutzt, indem sie morgens auf nüchternen Magen kaltes (Mineral-)Wasser trinken.

Der Dünndarm gibt ca. 65 Prozent des getrunkenen Wassers in den Blutkreislauf ab. Diese Aufnahmerate des Blutes entspricht beim gesunden Menschen etwa der höchstmöglichen Harnausscheidung. Deshalb dürfen Trinkkuren nur gemacht werden, wenn die Wasserausscheidung durch die Nieren unbehindert ist. Die Wasserbilanz muß ausgeglichen bleiben.

Bei der Behandlung von chronischen Erkrankungen der Nieren und der ableitenden Harnwege ist schon aufgrund der verstärkten Durchspülung ein rein mechanischer Effekt zu erzielen. Obwohl dieser Steinbildung entgegenwirkt, ist wegen der nächtlichen Harnrückhaltung trotzdem genau auf eine ausreichende Ausscheidung tagsüber zu achten, weil eine vermehrte Calciumzufuhr vermehrte Steinbildung nach sich ziehen kann. Eine vermehrte Magnesiumzufuhr wirkt dagegen einer Calciumoxalatsteinbildung entgegen. Die Calciumionenzufuhr wirkt entzündungshemmend und bietet somit auch einen Schutz gegen Nieren- und Harnwegsentzündungen. Hydrogenkarbonatreiche Heilwässer können saure Harnreaktionen neutralisieren.

Auch Stoffwechselerkrankungen gehören zu den Indikationen der Heilwassertrinkkuren. Zu ihren gehören Diabetes mellitus und Fettstoffwechselstörungen. Normalisierungseffekte sind jedoch nur vereinzelt dokumentiert.

Warm getrunkene Mineralwässer hingegen regen die Durchblutung der Schleimhäute an, was zu heilenden und wiederum sekretorischen Effekten führt.

Trinkkuren können das von der körpereigenen Regulation aufrechterhaltene Gleichgewicht im Wasser-, Elektrolyt- und Säure-Basen-Haushalt stören. Diese Störungen müssen vom Organismus ausreguliert werden.

Ebenso kann der Säure-Basen-Haushalt des Körpers durch die Trinkkur gestört werden und bedarf einer Eigenregulierung.

Fazit: Insgesamt besteht bei der Trinkkur eine gewollte therapeutische Reizwirkung. Die regelmäßige Zufuhr des Wassers und der Mineralien führt zu einem vorübergehenden Ungleichgewicht, das als Reiz wirkt und zum Anreiz für eine Gegenregulation wird und damit einen Anpassungsprozeß an die neu gewonnene Realität in Gang setzt.

Die aufgenommenen Elektrolyte gelten in der Trinkkur nicht als ein Nährmittel, das den Körper aufbaut, sondern sie stellen einen Störfaktor dar, der ausreguliert werden muß. Dadurch wird die Regulationsfähigkeit trainiert und die Anpassungsfähigkeit vergrößert.

Zusammenfassend kann man die Trinkkuren als eine Regulations- und Adaptationstherapie bezeichnen, die auf der Grundlage unspezifischer vegetativer Gesamtumschaltungen zu umfassenden Allgemeinreaktionen führt. Wie schon gesagt, sind daneben natürlich auch spezifische Reaktionen erzielbar.

Die äußerlichen Anwendungen

Die Wirkung einer Wassertherapie erfordert im allgemeinen eine gewisse Zeit. Deshalb haben diese Therapien zumeist einen kurmäßigen Charakter. Bei der äußerlichen Anwendung sind die »Angriffsflächen« in erster Linie die Haut oder/und die inneren Schleimhäute. Von diesen »Grenzflächen« aus wirken mechanische, thermische, chemische, energetische und informationelle Reize auf den Organismus. Das bedeutet, daß die Wasseranwendungen nach dem Reiz-Reaktions-Mechanismus wirken. Da sie damit die Gegenreaktion des Körpers herausfordern, sind sie eine ideale Methode zur Steigerung der Eigenregulationsfähigkeit des Körpers.

Diese therapeutischen Wasserreize müssen sich in ihrer Lokalisation, Stärke, Dauer und Häufigkeit sowohl nach der beabsichtigten Wirkung richten als auch nach der Konstitution des Patienten. Ein schwerkranker Mensch mit einer schwachen Konstitution und ohnehin schon stark beanspruchter Regulationsfähigkeit muß schwächeren therapeutischen Wasserreizen ausgesetzt werden als ein leicht kranker Mensch mit einer guten Konstitution und einer guten Regulationsfähigkeit.

Um diese Eigenregulationsfähigkeit zu verbessern, bedient sich die Wassertherapie des Prinzips der Anpassung an stärkere Reize. Von der individuellen konstitutionell und eigenregulativ bedingten Toleranzschwelle des Patienten ausgehend, wird der Therapeut Stärke, Dauer und Häufigkeit der Wasserreize bei der Behandlung so wählen, daß sie gerade eben die Toleranzschwelle übersteigen und eine bedingte eigene Anpassungsanstrengung des Körpers erfordern. So steigert der Therapeut im Laufe der kurmäßigen Behandlung das Anpassungsniveau des Patienten an die Reize. Durch Generalisierungseffekte wird der Körper dann ganz allgemein streßresistenter und »leistungsfähiger«.

Noch einmal: Die allgemeine Wirkung der Hydrotherapie liegt in der allgemeinen Verbesserung der Regulationsfähigkeit des Körpers.

Balneotherapie

Die Bäderkunde oder Balneologie ist die Lehre von der Entstehung, Gewinnung und therapeutischen Anwendung ortsgebundener Kurmittel, Heilquellen, -sedimente, -gase und der therapeutischen Anwendung des Meeres und des Klimas.

Die Heilung durch Bäder kann auf eine jahrtausendalte Tradition zurückblicken. Wassertherapie wurde schon von Hippokrates eingesetzt. Nachdem sie unter den Einflüssen der allopathisch orientierten »naturwissenschaftlichen« Schulmedizin vorübergehend in Vergessenheit geraten war, hat sie heute wieder ihren berechtigten Platz. Allerdings ist sie in Zeiten des Sparens immer wieder gefährdet. Kuren werden dann gern gestrichen.

Die tatsächliche Wirkung hydrotherapeutischer Behandlungen ist insofern schwierig einzuschätzen, weil sich der Effekt kurmäßiger bzw. kurörtlicher Anwendung von Bädern und Trinkkuren aus einer Vielzahl von Faktoren zusammensetzt. Allein die klimatische Veränderung, Änderung des sozialen Umfeldes, Verwöhnung und Ruhe im Kurort beeinflussen die Verfassung des Patienten. Die wenigen fundierten Untersuchungen über die isolierte Wirkung von Wasser als Heilfaktor in der kurmäßigen bzw. kurörtlichen Behandlung weisen allerdings dem Wasser positive Wirkungen zu, und zwar sowohl in bezug auf eine allgemeine Erhöhung des Anpassungsniveaus als auch auf spezifische funktionelle und organbezogene Wirkungen.

Die Heilanzeigen der Balneologie betreffen überwiegend

chronische Erkrankungen, bei denen Störungen der Selbstregulation sowie funktionelle und konstitutionelle Schwächen vorliegen. Akut verlaufende – besonders entzündliche – Krankheiten sind seltener indiziert, stellen im Gegenteil zumeist Gegenindikationen dar.

Da balneologische Behandlungen überwiegend auf die Hautflächen wirken, zielen sie in erster Linie auf die Auslösung nervlicher und hormoneller Reaktionen.

In Deutschland gibt es etwas 360 anerkannte Bäder und Kurorte. Sie sind größtenteils an Mineral- und Thermalwasser gebunden. Ihre Heilanzeigen lassen sich schematisch nach Organsystemen und Fachbereichen wie folgt zusammenfassen:

- Erkrankungen von Herz und Kreislauf
- Erkrankungen der Atemwege
- Erkrankungen des Verdauungssystems (Magen, Darm, Leber, Galle, Stoffwechsel)
- Erkrankungen der Nieren und harnabführenden Wege
- Erkrankungen des Bewegungsapparates
- entzündliche rheumatische Erkrankungen
- Erkrankungen der Nerven sowie psychosomatische Leiden
- Hauterkrankungen
- Frauenerkrankungen
- Erkrankungen im Kindesalter.

Im Bade (besonders beim Vollbad) wirkt der auf dem Körper lastende Wasserdruck, wie erwähnt, auf die inneren Organe. Der Druck ist zwar nicht sehr stark, aber doch immerhin ausreichend, um die Einatmung zu erschweren, was durch vertieftes Atmen überwunden werden kann, das wiederum ein Training der Zwischenrippenmuskulatur bewirkt. Das Ausatmen im Bade hingegen wird durch den hydrostatischen Druck erleichtert. Im Bauchbereich und an den Extremitäten setzt sich der hydrostatische Druck leicht vermindert ins Körperinnere fort und führt dort zu einer Druckbelastung der inneren Organe. Zusammen mit einer vertieften »Bauchatmung«, bei der im Gegensatz zu der sonst üblichen Lungenspitzenatmung auch die unteren Partien der Lunge belüftet werden und dadurch das Zwerchfell herabgedrückt wird, kommt es zu einer gewissen »Massage« der Baucheingeweide und zu einer Sogwirkung, die sogar die Venendurchblutung fördern kann.

Der Auftrieb hingegen, den der Körper durch das Wasser erhält, entlastet den Körper. Da der Körper beim Eintauchen soviel Gewicht verliert, wie das von ihm verdrängte Medium Gewicht besitzt, und das ist bei höherkonzentrierten Flüssigkeiten, z. B. bei Mineralwasser, so gut wie identisch mit dem Körpergewicht, wird der Körper fast schwerelos. Diese Fastschwerelosigkeit wird therapeutisch bei Muskelschwäche oder anderen statischen Bewegungseinschränkungen für Übungen (Bewegungsbad, Unterwassergymnastik) genutzt.

Die Wirkung eines Warmwasserbades beruht auf der Durchblutungssteigerung durch Gefäßweitstellung. Die Hautzellen, besonders die der unteren Keimschicht, werden zum vermehrten Stoffwechsel und anderen Funktionssteigerungen angeregt. Zusätzlich haben warme Bäder durch eine vegetative Umstimmung und damit verbundene allgemeine Entspannung der Körpermuskulatur und anderer Organe einen beruhigenden Effekt auf den Organismus – der Körper entspannt und erholt sich, wenn das Bad mit innerer Ruhe genommen wird. Das hat auch Auswirkungen auf überregte Nerven.

Die Temperatur des Wassers hat auch auf den Bluthormonspiegel einen Einfluß: 28 Grad C warmes Wasser steigert die Produktion des Nebennierenrindenhormons Kortisol und des Hypophysenhormons TSH, während 40 Grad C warmes Wasser den Kortisolspiegel absinken läßt (der sich allerdings bald wieder normalisiert) und die Produktion des Wachstumshormons und des blutdrucksteigernden Hormons Renin steigert.

Warmes Wasser fördert auch chemische Stoffwechselprozesse. Heiße Bäder führen zu einer allgemeinen Erhöhung der Körpertemperatur, was sich bei Erkältungen günstig auswirkt, weil Bakterien bei hoher Körpertemperatur geschädigt werden (zu diesem Zwecke entsteht Fieber). Allerdings muß bei Hyperthermiebädern die individuelle Herz-Kreislauf-Situation berücksichtigt werden.

Diese gesundheitsfördernden Wirkungen können noch durch Badezusätze erhöht werden, wie durch Schwefel oder Kräuterextrakte. Nachfolgende Öleinreibungen führen zu weiteren Effektsteigerungen.

Die Kneippanwendungen

Die Kneipptherapie wird seit über 100 Jahren erfolgreich angewendet. Sie besteht aus einem System von fünf sich gegenseitig stützenden Einzelkomponenten, von denen allerdings das Wasserheilverfahren das bestimmende Merkmal und in den Kneippkurorten auch die am konsequentesten durchgeführte Therapie ist:

1. Bewegungstherapie
2. Ernährungstherapie
3. Ordnungstherapie
4. Pflanzentherapie
5. Wassertherapie.

Die Kneipptherapie nützt die Heilkräfte des Wassers. Sie zielt auf die Vorbeugung, Linderung, Heilung und Nachbehandlung besonders funktioneller und chronischer Erkrankungen. Akute Erkrankungen sind bei der Kneipptherapie weniger oft indiziert. Grund ist, daß die Kneippwassertherapie mit Reizen arbeitet, deren heilenden Wirkungen durch Adaptationen schrittweise und damit langsam aufgebaut werden: eine akute Erkrankung verlangt eine schnelle Therapie und starke Reize, die den Organismus noch stärker belasten würden. Die heilbringenden notwendigen Adaptationen können auf diese Weise nicht erfolgen.

Generell dient die Wasserbehandlung nach Kneipp zur unspezifischen Steigerung der Abwehrkräfte und somit der Vorbeugung gegen Erkältung und Streßanfälligkeit sowie zur Behandlung durchblutungsbedingter und nervlich bedingter Erkrankungen, ferner zur spezifischen Behandlung von Stoffwechselstörungen und hormonellen Störungen sowie von Erkrankungen des Bewegungsapparates, vor allem in Form der entzündlichen und degenerativen Erkrankungen des rheumatischen Formenkreises, des Nieren- und Blasensystems sowie der Behandlung von Erkrankungen der Atemwege und von Frauenkrankheiten. Die Anzahl der Indikationen ist groß, und die Kneipptherapie kennt zu ihrer Behandlung über 120 Anwendungen.

Nach Bachmann und Schleinkofer gelten zunächst einmal unabhängig von der jeweiligen Konstitution und Reaktionslage des Patienten folgende Richtwerte: Wasser von 10 bis 15 Grad C gilt als sehr starker Reiz, 16 bis 18 Grad C als stärkerer Reiz, 19 bis 22 Grad C als starker Reiz, 23 bis 27 Grad C als mäßiger Reiz, 28 bis 32 Grad C als Bereich der äußeren Körpertemperatur, der am Rumpf keinen Reiz erbringt, 36 bis 38 Grad C als schwächerer Reiz, 39 bis 41 Grad C als starker Reiz, 42 bis 45 Grad C als sehr starker Reiz.

Schwache Reize sind die Teilwaschungen und Teilbäder sowie Wechselteilbäder und kleine Güsse. Mittlere Reizstärke haben Ganzwaschungen, Trockenbürsten, Wassertreten, Halbbad kalt und Halbbad mit kalter Abgießung, temperaturansteigende Teilbäder mit Temperaturen von 33 Grad C bis 39 Grad C innerhalb von 10 bis 15 Minuten, Wechselgüsse und kleinere und mittlere Wickel (Kurzwickel). Reizstark sind kalte Güsse, heißer Lumbalguß, heiße Blitzgüsse, Dreiviertel- und Vollbäder mit kalter Abgießung, temperaturansteigende Teilbäder von 33 bis 42 Grad C innerhalb von 20 bis 25 Minuten, Wechselsitzbad, große Wickel (Ganzwickel), Heusack, Leibauflagen.

Diese Einstufungen sollten jedem Therapeuten, der Kneippanwendungen verordnet und begleitet, bekannt sein, und auch jedem Patienten, der Kneippanwendungen zu Hause durchführt. Er sollte die Anwendungen mit einem fachkundigen Therapeuten abstimmen, da eine falsche Anwendung außer bei den leichten Formen schnell gesundheitsschädigend wirken kann. Aus diesem Grunde werden auf den nächsten Seiten die Anwendungen nur in ihren Grundzügen und Wirkungen vorgestellt. Ansonsten verweisen wir auf die angegebene Literatur.

Waschungen

Die Waschungen gelten als die mildeste Form der Wasseranwendungen. Sie eignen sich sowohl für Gesunde zur vorbeugenden Abhärtung als auch für Schwerkranke zum schonenden Reaktionstraining.

Bei den Behandlungen wird der gut durchwärmte Patient möglichst im Bett strichweise mit einem zuvor in kaltes Wasser getauchten Tuch gewaschen. Für die zügig vorgenommenen strichweisen Waschungen wird der jeweilige Körperteil kurz aufgedeckt und nach dem Waschen in nicht abgetrocknetem Zustand sofort wieder zugedeckt. Es ist sehr wichtig, daß der Körper sowohl beim Waschen als auch anschließend nicht auskühlt und daß er sich nach dem Zudecken sofort wieder erwärmt. Die anschließende Ruhephase dauert etwa 30 bis 50 Minuten. In dieser Zeit zeigt ein prickelndes Wärmegefühl in der Haut an, daß die beabsichtigte Durchblutungssteigerung gelungen ist.

Die kalten Waschungen und die Verlängerung des Kältereizes durch die Verdunstungskälte, die durch das Nichtabtrocknen entsteht, setzen auf der Haut Kältereize, die die Blutgefäße in den gewaschenen Hautrealen verengen. Die Haut wird blaß und kalt. In der folgenden Gegenreaktion will der Körper die betroffenen Hautareale wieder aufwärmen: die verengten Blutgefäße stellen sich wieder weit, das Blut strömt wieder zurück. Durch diese Blutfülle erwärmt sich der Körper lokal, was durch die Bettwärme unterstützt wird. Durch die kurzdauernden kalten Temperaturreize wird also die Regulation von Kreislauf und Wärmehaushalt trainiert. Dieses Gefäßtraining führt, besonders bei seriellen Waschungen, zu einer besseren Anpassung an Kältereize aus der Umwelt und bewirkt eine Steigerung der körpereigenen Abwehrkräfte.

Waschungen werden vorzugsweise frühmorgens durchgeführt, wenn der Patient noch im warmen Bett liegt. Sie können aber auch abends gemacht werden, wenn eine nachfolgende Aufwärmung – möglichst im Bett – garantiert ist. Patienten, deren Körperwärme gering ist, eignen sich nur bedingt für kalte Waschungen. Ihr Therapeut wird entscheiden, ob bei ihnen warme Waschungen oder wechselwarme Waschungen besser geeignet sind. Denn schon bei den Waschungen gilt der für alle Kneippanwendungen geltende Grundsatz, daß falsch ausgewählte oder falsch ausgeführte Behandlungen dem Patienten schaden können. Wechselwaschungen mit heißem und kaltem Wasser wirken durchblutungsfördernd, sie sind aber schonender als kalte Waschungen.

Warme Waschungen (Wassertemperatur ca. 35 Grad C) sind bei empfindlichen Patienten angezeigt. Heiße Waschungen (Wassertemperatur ca. 38 bis 44 Grad C) fördern die Ausscheidung giftiger Stoffe und sind besonders bei Fieber angezeigt.

Je nach Belastungsmöglichkeit des Patienten oder angestrebtem Behandlungsziel (Indikation) werden Teilwaschungen oder Ganzwaschungen durchgeführt. Mit Teilwaschungen können direkte Einwirkungen auf die darunterliegenden Körperteile bewirkt werden (z. B. dienen Unterkörperwaschungen der Durchblutungsförderung der Beinarterien und Beinvenen), es können aber auch über Körpersegmente weitergeleitete Reize auf die dazugehörigen Organe angestrebt werden (Waschungen des linken Armes sind Training des Herzens). Kalte Unterkörperwaschungen können auch durch die nachfolgenden Gefäßweitstellungen Blut aus dem Oberkörper abziehen.

Durch die Wahl der Wassertemperatur und der zu behandelnden Körperflächen stellen Waschungen ein abgestuftes Verfahren dar. Entsprechend sind die Indikationen weit gefächert von leichten Kreislaufschwächen und nervlichen Dystonien bis hin zu Nachbehandlungen von Herzinfarkt und Schilddrüsenüberfunktionen. Es sei nochmals gesagt: Keine Kneipptherapie ohne Konsultation eines Therapeuten!

Güsse

Bei den Kneippgüssen werden einzelne Körperteile oder der ganze Körper mit kaltem, heißem oder wechselwarmem Wasser übergossen. Angewendet werden Flachgüsse und Druckstrahlgüsse, den Kneippkurgästen auch als Blitzgüsse bekannt. Die Güsse gehören zu den intensiveren Kneippanwendungen. Nach Bachmann und Schleinkofer sind sie mit unterschiedlichen Temperaturen, Lokalisationen, Druckstärken und Anwendungszeiten in drei Reizstufen einsetzbar: Je größer die Differenz der Wassertemperatur zur Körpertemperatur, je zentraler die behandelte Körperfläche, je stärker der Wasserstrahldruck, desto stärker der Reiz.

Am schwächsten sind Flachgüsse. Bei einem Wasserschlauch mit einer lichten Weite von 18 bis 20 Millimeter wird der Wasserhahn so weit aufgedreht, daß das Wasser bei senkrecht gehaltenem Schlauch etwa neun cm hoch daraus hervorquillt. Das ist der richtige Wasserdruck. Mit ihm wird die Hautfläche z. B. des Unterschenkels so begossen, daß das Wasser die Fläche in einem zusammenhängenden Strahl mantelförmig umschließt. Kneipp selbst hat diesen Guß mit einer Gießkanne ausgeführt – deshalb hieß er im Volksmund »der Pfarrer mit der Gießkanne«.

Das therapeutische Ziel der Kneippgüsse ist die Abwehrsteigerung durch Training und Anpassung. Deshalb können diese Güsse stufenweise gesteigert werden, durch Temperaturen von 8 bis 43 Grad C und durch Druckstärke. Empfindlichere Patienten bekommen warme oder wechselwarme Güsse, robustere und trainierte kalte Güsse. Die Druckstärke kann vom milden Flachguß bis zum Druckstrahlguß gesteigert werden. Bei den Druckstrahlgüssen tritt zum thermischen Reiz der mechanische. Die stärkeren Reize sollten erst gegen Kurende eingesetzt werden.

Wie bei den Waschungen, so wirken auch die Güsse direkt und/oder indirekt von den Hautsegmenten (den sogenannten Headschen Zonen) über physiologische Nervenreflexbögen, auf dem Wege über das Rückenmark, auf die inneren Organe.

Bei den Flachgüssen sind der Knieguß, der Schenkelguß, der Unterguß, der Rückenflachguß, der Armguß, der Oberguß und der Gesichtsguß die bekanntesten. Die großen Vollgüsse sind die reizstärksten. Die Güsse werden zur Stärkung des Kreislaufes einschließlich Behandlung venöser Stauungen, zur Behandlung chronisch entzündlicher Prozesse, zur Stärkung des Bandapparates, zur Behandlung chronischer Bronchitis mit und ohne krampfartigen Erscheinungen, beim Asthma bronchiale – im anfallsfreien Intervall – eingesetzt.

Druckstrahlgrüsse (»Blitzgüsse«) bearbeiten das Gewebe mechanisch. Fast alle Flachgüsse können auch als Blitzgüsse verabreicht werden, deren Wirkung stärker und länger anhaltend ist als die der Flachgüsse. Druckstrahlgüsse sollen wegen der intensiven Reizwirkung nicht angewendet werden bei akuten entzündlichen Prozessen, denn durch die mechanische Wirkung kann die Abgrenzung der Entzündung zur Umgebung gestört werden und sich die Entzündung dadurch in andere Körperbereiche ausdehnen. Druckstrahlgüsse sollten überschlanken und nervösen sowie Patienten mit Schilddrüsenüberfunktion oder verminderter Herzanpassungsfähigkeit nicht verabreicht werden.

Kalte Güsse können auch nach warmen Bädern angewendet werden, um die erschlafften Blutgefäße zu tonisieren. Sie helfen auch, ein zu langes Nachschwitzen nach heißen Bädern zu verhindern. Güsse können auch zu Hause zur Stärkung der körpereigenen Abwehrkräfte durchgeführt werden. Die vorherige Konsultation eines Therapeuten ist sinnvoll!

Wickel, Auflagen, Kompressen und Packungen

Die Wickel und ihre Varianten gehören zu den wichtigsten therapeutischen Mitteln in der Hydrotherapie und der Krankenpflege ganz allgemein. Wird ein Körper in ein feucht-kaltes Tuch eingewickelt, wird ihm in der Reizphase Wärme entzogen. Wenn dieser Wärmeentzug mit begleitender Gefäßverengung allmählich abklingt, bringt er den Körper zur Gegenreaktion. Der Kreislauf wird auf eine vermehrte Wärmebildung umgestellt. Die Kreislaufumstellung mit Gefäßerweiterung und Minderung der Kreislaufwiderstände geht langsam vor sich, weshalb Wickel auch bei Leistungsminderung des Herzens gut sind. Der Wickel nimmt die vermehrte Körperwärme auf, die auf den Körper zurückstrahlt. Kreislauf und Venen stabilisieren sich.

Wickel können sehr breit angewendet werden, bei vielerlei entzündlichen Prozessen im Kopf- und Lungenbereich, im oberen und unteren Magen- und Bauchraum, im gynäkologischen Bereich, an den Extremitäten und bei rheumatischen Erkrankungen. Wegen der Vielzahl der Indikationen und Wickelformen ist es sinnvoll, sich von einem versierten Kneipptherapeuten beraten zu lassen.

Bäder

Auch die Bäder gibt es in den verschiedensten Variationen. Diese schließen Temperatur, Flächenausdehnung, Badedauer und individuelle Belastbarkeit bzw. Reaktionsfähigkeit ein. In bezug auf die Temperatur kann zwischen kalten Bädern, temperaturansteigenden, warmen und wechselwarmen Bädern gewählt werden, bei den behandelten Flächen kommen Teilbäder und Vollbäder in Frage, die Badedauer liegt je nach Anwendungsform zwischen sechs Sekunden und 25 Minuten.

Die kalten Bäder dienen der vorbeugenden Gesundheitspflege und dem Training des Kreislaufs und Wärmehaushalts. Die Anwendungen sind kurz bemessen: im zweiphasigen Verlauf erfolgt zunächst die Gefäßzusammenziehung, worauf mit Blässe reagiert, danach die Weitstellung der Hautgefäße, worauf mit Rötung reagiert wird. Das bedeutet, daß kalte Bäder nicht bei allen arteriosklerotischen Patienten angewendet werden dürfen. Aber die Frühbehandlung von Kreislauferkrankungen unterschiedlicher Arten stellt eine erfolgreiche Indikation dar.

Hauptkennzeichen der ansteigenden Bäder ist der sehr langsam gesteigerte Wärmereiz. Damit soll eine allmählich fortschreitende Erregung der Wärmerezeptoren der Haut erreicht werden, und zwar in einer einphasigen Anpassung der Herz- und Kreislaufregulation an die Wärmereize. Nach Krauß kann die Temperatursteigerung des Wassers erfolgen, indem entweder heißes Wasser aus der zentralen Wasserleitung periodisch nachgegossen wird oder eine teilautomatische Vorrichtung einen kontinuierlichen Zulauf von Wasser geeigneter Temperatur regelt oder ein elektrisch beheiztes System den gewünschten Temperaturablauf vollautomatisch regelt. Gerade mit den milden Reizen der warmen, langsam in der Temperatur ansteigenden Teilbäder ist eine weitreichende Allgemeinwirkung zu erzielen, die von der Verbesserung koronarer Durchblutung über Lungenentzündungen bis zu Behandlungen von Nieren- und Gallenkoliken sowie Weichteilrheumatismus reicht. Krauß weist besonders darauf hin, daß selbst bei Patienten, denen aufgrund schwerer Durchblutungsstörungen von Überwärmungen abgeraten werden muß, oft durch Überwärmung korrespondierender Körperteile in Teilbädern eine reflektorisch ausgelöste gleichsinnige Reaktion auch auf der Körpergegenseite erzielt werden kann. »Es kann bei drohender Gangrän (Brand) des einen Fußes und ausreichendem Gefäßspiel der Gegenseite an der letzteren das ansteigende Fußbad gegeben werden und so unter Ausnutzung der konsensuellen Reaktion auch die Durchblutung der schwerer erkrankten Extremität gebessert werden.«

Das Überwärmungsbad ist eine Sonderform des ansteigenden Vollbades. Mit ihm soll in einem relativ lang andauernden, nach der individuellen Reaktionslage gestuften, Prozeß die Körpertemperatur gesteigert werden. Durch die hohe Körpertemperatur können einige Krankheitserreger geschädigt werden sowie chronische Entzündungsprozesse aktiviert werden (Tuberkulöse Lungenerkrankungen und Dentalherde sind jedoch kontraindiziert!) Eine örtliche Überwärmung kann Tumorwachstum hemmen und zu einem Abbau tumorösen Gewebes führen.

Bei den Überwärmungsbädern ist der ganze Körper unter Wasser, die bei körperlicher Erhitzung in Kraft tretenden Regulationsmechanismen wie Schwitzen sind ausgeschaltet. Stattdessen strömt die Hitze des umgebenden Wassers in den Körper hinein. Deshalb müssen Herz-Kreislauf-Kranke vor Anwendung der anstrengenden Überwärmungsbäder unbedingt ihren Arzt konsultieren.

Wechselwarme Bäder beruhen auf dem Prinzip des wiederholten Wechsels von Wärme- und Kältereizen, überwiegend bei Teilbädern. Gegenüber kalten Bädern besteht der Vorteil, daß auch reaktionsschwache Patienten mit ungenügender eigener Wärmeleistung diese Bäder nehmen können. Gegenüber ansteigenden warmen Bädern tritt aber eine Reizsteigerung auf.

Insgesamt werden bei den Kneippwasserheilverfahren Fußbäder, Armbäder, Sitzbäder, Halbbäder und Vollbäder der unterschiedlichen Temperaturen angewendet sowie Dampfbäder.

Das Dampfbad

Das Dampfbad ist eine der mildesten Formen der Kneippanwendungen. Dennoch riet Kneipp selbst auch hier zu umsichtiger Anwendung – ein Zeichen, wie sehr er sich der Wirkung seiner

Wasserbehandlungen, selbst der gelindesten, bewußt war. Deshalb ist auch ein Baden unter ärztlicher Anleitung ratsam.

Im allgemeinen werden Teildampfbäder angewendet. Am bekanntesten ist vielleicht das Kopfdampfbad (Gesichtsdampfbad), das auch zu Hause durchgeführt werden kann. Mit ihm können akute und chronische Nebenhöhlenentzündungen behandelt werden, Erkältungen und Schnupfen sowie Rachen-, Bronchialkatarrhe und Husten. Auch Hautunreinheiten, wie Akne, können beseitigt werden. Das Dampfbad verbessert die Durchblutung, löst Schleim, löst Krämpfe, fördert Schwitzen und damit Hautausscheidungen.

Oft werden dem Wasser zur Erhöhung der Wirkung des heißen Dampfes und zur Erzielung spezifischer Wirkungen Kräuter oder Kräuterextrakte, wie Kamille oder Salbei, zugegeben.

Das Sitzdampfbad ist ein Ganzkörperdampfbad, bei dem nur der Kopf nicht einbezogen wird. Der Patient ist in Decken eingehüllt, der Dampf steigt von unten auf und zieht zwischen die Haut und die Decken.

Das Saunabad

Eines der ältesten Mittel der Volksheilkunde erfreut sich noch immer großer Beliebtheit und ist in Finnland nach wie vor ein selbstverständlicher Bestandteil des Lebens: das Saunabad. Wie schon zu Beginn gesagt, war es im antiken Rom und bei den Germanen ein beliebtes Mittel zur körperlichen »Tiefen-«Reinigung und zur Entspannung von Leib und Seele. Heute wird es nach wissenschaftlicher Erforschung seines Wirkungsmechanismus mit ausführlichen Indikations- und Gegenindikationslisten auch der therapeutischen Nutzung zugeführt.

Das Saunabad lebt hauptsächlich vom Wechsel der Reize heiß–kalt. Auf das Heißluftbad mit Temperaturen von 60 bis 90 Grad C (dieses Temperaturgefälle besteht im allgemeinen in einer Sauna zwischen Bodenluft und Höhenluft) folgt ein Kältereiz mit kaltem Wasser in Form von Waschungen, Abgießungen oder Tauchbad in einem Wasserbecken mit kaltem Wasser.

Beim Erwärmen durch die relativ trockene Saunaluft wird die Körpertemperatur um etwa 1 bis 2 Grad C bis auf 40 Grad C gesteigert. Nach etwa zwei bis zwölf Minuten tritt eine Schweißabsonderung auf, die das Herz-Kreislaufsystem entlastet. Dieses Schwitzen ist nicht nur für die Giftausscheidung (Harnstoff, Kalium, Milchsäure, Natrium, Schwermetalle) günstig, sondern auch für den Kreislauf physiologisch notwendig, weil ein Hitzestau ohne Schwitzen das Herz sehr belasten würde. Diejenigen, die in der Sauna nicht schwitzen können, sollten ihren Arzt befragen.

Der intensive Wärmereiz auf der Haut steigert die Pulsfrequenz, die Pulsschlagzahl pro Minute, bis zu 60 Prozent. Entsprechend werden die Blutumlaufgeschwindigkeit und die Blutmenge, die das Herz pro Minute pumpen muß, um 50 bis 60 Prozent erhöht. Diese Anstrengung für Herz und Kreislauf wird in der Sauna normalerweise gut verarbeitet. Das Saunabad gilt als Mittel zur Kreislaufstärkung durch Anpassung an höhere Anforderungen, medizinisch gesprochen als Kreislauftraining durch Adaptation.

Im allgemeinen werden die Ruhe und das Sitzen als das besonders Wohltuende und Entspannende am Saunabad empfunden. Gleichwohl weist Krauß darauf hin, daß eine gewisse Bewegung des Körpers oder der Luft für den vollen Saunaerfolg notwendig ist, weil sich auf der Körperoberfläche eine von den Körperhaaren gehaltene Luftschicht bildet, deren Temperatur aufgrund der Verdunstung des Schweißes relativ niedrig ist. Diese Luftschicht »isoliert« den Saunabenutzer von der hohen Raumtemperatur. Bewegt er sich, kann die Saunahitze besser auf die Haut einwirken.

Neben der Lufttemperatur ist die absolute Luftfeuchte (Gramm Wasser pro Kubikmeter) ein wichtiger Wirkungsfaktor. Die Luftfeuchte ist ambivalent: Zwar steigt mit ihr die Wärmekapizität der Luft, weil Wasser ein guter Wärmespeicher und -leiter ist. Gleichzeitig wird jedoch die Schweißverdunstung erschwert, was für den Körper eine erhöhte Belastung darstellt. Wenn also in der Sauna Aufgüsse auf den heißen Ofen gemacht werden, steigt mit der Temperatur auch die körperliche Belastung. Jeder Benutzer muß da auf seine individuelle Belastungsfähigkeit achten.

Die Belastungsfähigkeit des individuellen Organismus stellt damit auch das Kriterium für Sauna ja oder nein. Generell kann durch den Saunabesuch die Kreislauftätigkeit gestärkt werden, aber bei starkem arteriosklerotisch bedingtem Bluthochdruck oder dekompensierten Herzkrankheiten sollten vom Saunabesuch abgesehen werden.

Das Saunabad ist auch bei Krankheiten der Atmungsorgane angezeigt: Bronchitiden und Asthma bronchiale können durch das Einatmen der sehr heißen trockenen oder feuchten Luft wesentlich gebessert werden. Auch hier wirkt primär die Wärme durch wärmeregulatorische Prozesse, die im Sinne eines Abwehrtrainings wirken. (Tuberkulosekranke dürfen allerdings nicht in die Sauna. Vorsicht ist auch bei Schilddrüsenüberfunktion angezeigt.)

Die Hitze hilft auch bei rheumatischen Beschwerden und trägt zur Entspannung verspannter Muskeln bei; auch versteifte Gelenke können sich unter Wärmeeinfluß besser bewegen (lassen).

Der nächste Reizfaktor ist der Kältereiz. Gerade der Hitze-Kälte-Wechsel bewirkt bei vielen Krankheiten eine Linderung.

Wichtig ist auch dabei die Reizabstufung entsprechend der Anpassungsfähigkeit des Saunabesuchers: der mildeste Temperaturwechsel ist der zwischen Aufenthalt in der Sauna und dem im Freien. Die kalten Wasseranwendungen mit nassem Tuch, Flachgüssen oder Tauchbad im Kaltwasserbecken führen zu stärkeren Temperaturwechseln.

Die Indikationen für Wechselreize sind Krankheiten wie Erkältungen, Abwehrschwäche, Wärmeregulationsschwächen.

Fazit: Wenn auch die feuchtheiße Luft viele positive Wirkungen hervorruft und viele Saunabesucher gerade diese lieben, so ist das charakteristische Kennzeichen des Saunabades doch die trocken-heiße Luft. In diesem Punkt unterscheidet sie sich vom Dampfbad.

Das römisch-irische Dampfbad

Im Gegensatz zur Sauna ist die heiße Luft mit Dampf gesättigt oder gar übersättigt. Der Besucher des Bades wird sich in mehreren unterschiedlichen Räumen aufhalten: trockene Normalluft- und Heißlufträume wechseln ab mit Dampflufträumen, in denen sich die Besucher in den Dampfschwaden kaum noch gegenseitig sehen können. Zwischendurch und am Schluß werden in die hydrotherapeutischen Anwendungen Abkühlungen in Luft und Wasser gebaut.

Das römisch-irische Dampfbad, auch römisch-russisches Dampfbad genannt, kann bei allen rheumatischen Erkrankungen aufgesucht werden, außer bei akutem Gelenkrheuma. Chronische Hauterkrankungen finden ihre Abheilung oder Besserung, Erkältungskrankheiten verschwinden, auch der Kreislauf wird stabiler. Allerdings gehören schwere Herz-Kreislauferkrankungen zu den

Gegenanzeigen. Auch Lungentuberkulose- sowie Asthmakranke dürfen nicht in das Dampfbad gehen, ihre Krankheit kann sich rapide verschlechtern.

Das Dampfbad stellt wegen der hohen Luftfeuchte für Herz und Kreislauf eine stärkere Belastung als die Sauna dar. Der heiße Dampf erschwert die Atmung und die Schweißverdunstung; Hitzestaus können den Gesamtorganismus stark belasten. Deshalb ist das ganzkörperliche Dampfbad nur für Gesunde oder Kranke mit kräftiger Konstitution geeignet.

Die Kryotherapie

Kommen wir zum Schluß noch zu einer Sonderform, bei der es nicht um Wärme oder Hitze geht, sondern um das Gegenteil: die Kälte. Von den Kneippschen Waschungen, Wickeln, Güssen und Bädern wissen wir schon, daß die Kälte therapeutisch zur Anregung der Kälterezeptoren in der Haut (und damit zur Abwehrsteigerung) oder zur Durchblutungsförderung mit ihren Begleitwirkungen eingesetzt werden.

Die Kryotherapie ist eine lokale Behandlung, bei der durch Auflage ca. –19 Grad C kalter Kühlkompressen dem betroffenen Hautareal und auch dem Unterhautgewebe die Körperwärme entzogen wird. Die Kühlungseffekte sind wesentlich intensiver als bei den erwähnten Kneippanwendungen. Damit werden z. B. Schmerzempfindungen abgebaut und Muskelverspannungen aufgelöst; Schmerz erhält Muskelverspannungen.

Entsprechend stehen in der Kryotherapie akut- und chronisch-entzündlicher sowie degenerativer Gelenkrheumatismus im Mittelpunkt, Verstauchungen und Zerrungen des Bewegungssystems werden ebenso mit Erfolg behandelt.

Das Schatzkästchen europäischer Thermalquellen: Ischia

Die italienische Insel Ischia besitzt das größte zusammenhängende Thermalgebiet Europas. 29 hydrothermale Becken lassen die berühmten Thermalquellen sprudeln, in 69 Fumarolen, vulkanischen Dampfquellen, steigen mineralhaltige Dämpfe auf, und eine Vielzahl geothermischer Fluida spenden Wasser-Gas-Gemische.

Thermalquellen, Fumarolen und Fluida sind jedoch nur unterschiedliche Erscheinungen einheitlicher Ursprünge: In den Tiefen des Magmabeckens werden Gase gebildet, die sich mit dem Wasser aus 20 Kilometer Tiefe und Meerwasser vermischen und die durch die unzähligen Brüche des Gesteins der Insel nach oben getrieben werden und dort als Thermalwasser an die Oberfläche treten. Gleichzeitig läßt das Magmabecken ständig Wasserdämpfe und Gase unterschiedlicher chemischer Zusammensetzungen an die Oberfläche steigen. Dort bilden sie die Fumarolen. Mischen sich Wasser und Gase hoher Temperaturen, so werden diese Mischungen Fluida genannt.

Die wohltuenden Eigenschaften der Thermalquellen, Fumarolen und Fluida von Ischia wurden schon in der Antike geschätzt, besonders seit ihrer Kolonialisierung durch die Griechen. Seit über 2700 Jahren spenden die Quellen den Menschen Erholung und Heilung. Pindar, Homer und Plinius rühmten sie als dem »Kultus der heilenden Quellen« zugehörig. Heute nutzen Erholungsuchende aus aller Welt die Thermalwässer in Form von Trinkkuren und Bäderkuren, Inhalieren von Dämpfen und Schwitzen.

Die mineralhaltigen Thermalquellen Ischias können in zwei Gruppen eingeteilt werden:

1. Natriumchloridquellen mit salz- und schwefelhaltigen alkalischen Mineralwässern und salz- und schwefelhaltigen erdigen Mineralwässern
2. alkalische Bikarbonatquellen.

Das Wasser Ischias ist im allgemeinen alkalisch; es enthält unter anderem Brom, Eisen, Eisenkarbonat, Jod, Kalk, Kieselerde, Magnesiumchlorid, Magnesiumkarbonat, Natriumchlorid, Natriumsulfat. Die Wässer sind leicht radioaktiv.

Die Wirkungen der thermischen Quellen beruhen auf zwei Faktoren: der gleichmäßigen und daher bei therapeutischem Einsatz gut kontrollierbaren Mineralisierung und den konstanten Temperaturen bis über 100 Grad C.

Durch den Anstieg der Körpertemperatur bei der Behandlung werden Hautfunktionen aktiviert sowie das Herz-Kreislauf-System angeregt. (Herzkranke sollten Thermalquellen nur nach Konsultation ihres Arztes in Anspruch nehmen.) Auch die Drüsenfunktionen werden gefördert und mit ihnen zahlreiche hormonabhängige Organfunktionen wie die Harnausscheidung. Mit dem Anstieg der Hauttemperatur verbessert sich die Hautdurchblutung sowie der Stoffwechsel der Haut; schmerzlindernde Endorphine werden aktiviert. Die unter der Haut liegenden Muskelpartien werden gelockert. Die mineralischen Wirkungen der Thermalwasserbehandlungen sind analog den beschriebenen Wirkungen der Heilquellen. Die Therapien auf Ischia sind wie alle Hydrotherapien Kuren mit Langzeitwirkung.

Für Trinkkuren sind die Heilwässer der Nitrodi-Quelle und der Olmitello-Quelle in Barano sowie der Cappone-Quelle in Casamicciola besonders geschätzt. Alle drei Quellen wirken vorzüglich z. B. bei Verdauungsstörungen bei Magen- und Zwölffingerdarmerkrankungen. Nitrodi ist außerdem für seine lindernden

Wirkungen bei Nierenschwäche und Gicht bekannt sowie bei Folgeerscheinungen von Chemotherapie.

Die Thermalquellen werden auf der ganzen Insel in Thermalschwimmbecken, in natürlichen Grottensaunen, auch in Form von Duschen, Baden in Einzelwannen und Warmwasserbecken wie in der Fangobadtherapie genutzt.

Die Fangotherapie als Teil der Balneofangotherapie bedient sich der natürlichen Tonvorkommen. Der Ton Ischias ist zumeist vulkanischen Ursprungs. Der Fango ist mit Pflanzenorganismen durchsetzt, und warmes Mineralwasser durchfließt ihn ständig. Die besondere »Plastizität« dieses Mineralschlamms bewirkt ein perfektes Anpassen an die Körperoberfläche. Die Fangowirkung ist bedingt durch den mineralischen Gehalt, durch die Temperatur und durch die radioaktive Strahlung, die eine gewisse Streßwirkung auf den Körper ausüben und die körpereigenen Reaktions- und Anpassungsmechanismen mobilisieren. Neben dem Ganzkörperfango gibt es das Teilfangobad für einzelne Körperteile und besonders auch für das Gesicht.

Fangokuren können in der berühmten Cava Scura, wo schon die Römer der Antike gekurt haben, sowie in vielen Orten Ischias durchgeführt werden. Auch wenn nur einzelne Teile des Körpers mit Fango bedeckt werden und dieser leicht einmassiert wird, werden mineralische und thermische lokale Reaktionen ausgelöst bzw. auf die zu den Headschen Zonen gehörigen Muskeln und Organe eingewirkt.

Eine Besonderheit auf Ischia sind die ausgedehnten Thermalschwimmbeckenanlagen. Sie bestehen jeweils aus mehreren Schwimmbecken mit Wasser von unterschiedlichen Temperaturen. Der Kurgast kann sich je nach Bedarf die Temperaturen »hocharbeiten« oder nacheinander Schwimmbecken absteigender Temperaturen nutzen. Auch die Möglichkeit einer kombinierten Schwimmkur in Meerwasserbecken und Thermalwasserbecken ist einmalig. Einige Thermalparks bieten zur Aufwertung ihres therapeutischen Programms auch noch Kneippsche Kalt- und Warmwasserbecken an, sogar Bäder mit sogenannten »japanischen Wasserringen« (halb warm, halb kalt), in denen man barfuß auf einem Kieseluntergrund laufen kann. Diese Bäder verschaffen bei peripheren arteriellen oder venösen Gefäßerkrankungen wirksame Effekte.

In den Grottensaunen Ischias brodeln die Dämpfe der Hyperthermalquellen. Sie helfen bei allen rheumatischen Gelenkerkrankungen, Hautkrankheiten, schmerzhaften Nerven- und Muskelerkrankungen, Stoffwechselstörungen einschließlich Übergewicht und bei Erkrankungen der Atemwege. Die Entgiftung des Körpers durch Schweißausdünstung ist in den Grottensaunen intensiver als bei der klassischen Balneofangotherapie.

Eine uralte Tradition ist das Sitzen in den mineralhaltigen Dämpfen, die aus den Fumarolen austreten. Auch die Sandbäder – der Körper wird in heißen Sand eingegraben, der durch unterirdische Dämpfe und Gase erhitzt wird – haben eine lange Tradition.

10. Kapitel

Das Körperwasser – das unbekannte Element

Die Erkenntnis des Verborgenen
liegt in den Erscheinungen.
Anaxagoras

Zu den großen Geheimnissen des Wassers gehört etwas, das uns am nächsten ist: das Körperwasser. Es ist ein Drehpunkt für körperliche Gesundheit und Krankheit. Denn jede Belastung des Körperwassers stellt eine Belastung der Selbstregulation und der Gesundheit dar; nur absolut reines Körperwasser kann alle lebensnotwendigen Körperfunktionen fehlerfrei vermitteln.

Das Körperwasser ist der Träger aller physiologischen Informationen, mit denen alle Funktionen des Organismus, wie Köperaufbau, Verdauung und Stoffwechsel, Herz-Kreislauffunktionen, Bewegungen usw., reguliert werden. Hier liegt seine Aufgabe für unser Leben.

Das Körperwasser ist aber auch der Träger aller gesundheitsschädigenden (pathologischen) Informationen, die die normalen Funktionen stören und zu Fehlfunktionen und somit zur Krankheit führen. Diese gesundheitsschädigenden elektromagnetischen Gleich- und Wechselfelder stürmen täglich 24 Stunden auf uns ein und durchdringen uns. Sie treten auf in Form von Informationen, die die Schadstoffe im Wasser – auch die bereits ausgefilterten – hinterlassen, als Strahlungen aus dem PC, als Radio-, Funk-, TV- und Radarwellen, und sie belasten uns nachts über die elektromagnetischen Felder aus dem häuslichen Stromnetz, wenn unser Organismus sich von den Streßfaktoren des Tages erholen sollte. Alle diese Strahlungen werden vom Körperwasser der Zellen und des Bindegewebes aufgenommen und gespeichert. Sie mischen sich mit den physiologischen Schwingungen, die eigentlich den Körper steuern sollten.

Erinnern wir uns daran, daß Trincher im intrazellulären Biowasser den Ursprung des Lebens sieht, dann wissen wir, daß dieses durch Umweltstrahlungen fehlgesteuerte Wasser den Menschen über das Grundregulationssystem ganzheitlich beeinflußt. Das Resultat sind Frequenzmischungen (Interferenzen), die die normalen Steuerungsfunktionen nicht mehr aufrechterhalten können. Zwar kann der Mensch einen Großteil der ungünstigen Schwingungen durch sein Regulationssystem ausgleichen, aber bei der Vielzahl, die täglich auf ihn einstürmen, ist das Regulationssystem bald so belastet, daß der Körper mit chronischen Entzündungen und anderen chronischen Krankheiten antwortet.

Die schädigenden Wirkungen dieser Strahlungen werden von »offizieller« Seite immer wieder bestritten. Aber wissenschaftliche Doppelblindversuche von Cyril W. Smith von der Salford University/England haben eindeutig bewiesen, daß Wasser – und somit auch das Körperwasser – elektromagnetische Schwingungen und Informationen aufnimmt, speichern und abgeben kann. Mit energetisch aufgeladenem Wasser können bei bestimmten Frequenzen, auf die der Mensch sensibel reagiert, durch tropfenweise Einnahme oder schon durch die Berührung eines Fläschchens mit diesem Wasser (elektromagnetische Schwingungen gehen durch Glas hindurch) allergische Reaktionen ausgelöst und mit anderen spezifischen Frequenzen wieder neutralisiert werden. Lassen Sie sich also nicht irritieren, wenn bestimmte Kreise die gesundheitsschädigenden Wirkungen von elektromagnetischen Schwingungen auf den Körper abstreiten – sie sind wie so viele beschwichtigende Stellungnahmen von handfesten kommerziellen Interessen bestimmt.

Was ist zu tun? Müssen wir resignieren angesichts der Unzahl von elektromagnetischen Störeinflüssen, die unsere Gesundheit bedrohen? Gibt es Möglichkeiten, die schädlichen Schwingungen im Körperwasser zu eliminieren?

Ein alter Grundsatz der Naturheilkunde lautet: Gegen jede Krankheit ist ein Kraut gewachsen. Im Falle der gesundheitsschädigenden elektromagnetischen Schwingungen ist dieses Kraut eine neue Therapieform, die vor etwa 15 Jahren von Morell entwickelt wurde und die heute zum Segen vieler Patienten von immer mehr Therapeuten eingesetzt wird: die Bioresonanz-Therapie. Sie arbeitet mit den körpereigenen Schwingungen des Patienten, kann aber auch technisch erzeugte Schwingungen aufnehmen. Ohne jetzt zu sehr in die Details dieser wirksamen Heilmethode einzusteigen, sei nur das Fazit gesagt: Die Bioresonanz-Therapie kann die schädlichen Schwingungen bzw. Informationen im Körperwasser löschen. Dazu nimmt sie das ganze Schwingungsspektrum des Patienten auf, filtert die krankmachenden Schwingungen heraus, kehrt sie um und löscht sie damit. Diese Beschreibung der Vorgänge im D-Zug-Tempo möge hier gestattet sein, der wirkliche Vorgang in der Therapie ist erheblich komplexer.

Auch wenn die Bioresonanz-Therapie die krankmachenden Schwingungen im Körperwasser löschen kann, sind die täglichen elektromagnetischen Dauerbelastungen damit natürlich nicht eliminiert und führen immer wieder zu neuen Störungen im Körperwasser und damit der körpereigenen Regulationsfähigkeit. Deshalb wurden im Rahmen der Bioresonanz-Therapie weiter Mittel entwickelt, die auch zu Hause angewendet werden können, um die umweltbedingten elektromagnetischen Störungen soweit abzubauen, daß die Selbstregulation entlastet ist. Je nach Stärke der Belastung ist aber von Zeit zu Zeit eine Untersuchung in einer ärztlichen Praxis sinnvoll.

Das Wasser und die Gefühle

Wasser übt seit jeher eine besondere Wirkung auf die Seele aus, was uns auch Mythen und Symbolik zeigen, in denen Wasser und Seele als eng verwandt gelten. In der Frühzeit der Geschichte, als der Mensch noch den Gewalten der Natur ausgeliefert war, begegnete er dem Wasser mit Ehrfurcht und Zurückhaltung. Wasser galt als heilig, und man mußte sich mit den Wassergöttern gut stellen, damit sie Regen gaben und die aufgewühlten Wogen der Meere besänftigten.

Heute hat sich unsere Einstellung zum Wasser gewandelt. Mit der »Beherrschbarkeit« der Naturgewalten ist die Furcht vor dem Wasser verschwunden, aber leider auch die Ehrfurcht. Wasser ist ein technisches Medium geworden; und wenn es nicht die gesetzlichen Zwänge des Umweltschutzes und der Grenzwerte gäbe, wäre es wohl kaum noch zu genießen.

Bei unserer inneren Distanz zur Natur ist unser Zugang zum Wasser nicht mehr ein seelisch-emotionaler, sondern ein vernunftgemäßer rationaler. Wasser ist fast immer ein Mittel zum Zweck. Es ist ein gutes Lösungsmittel, es ist ein gutes Transportmittel, es ist ein gutes Reaktorkühlmittel, es ist ein gutes Reaktionsmittel, es ist ein gutes Entschlackungs- und Entgiftungsmittel. Das hören wir den ganzen Tag.

Eine emotionale Verbindung mit dem Wasser kommt in unserer von Reizen überfluteten Kultur fast nur noch in Extremsituationen vor. Der Widerschein eines glutroten Sonnenuntergangs am Meer berührt uns stark, das Tosen eines in die Tiefe stürzenden Wasserfalls, sich auftürmende Wellen, aber auch die Spiegelung der Wolken auf einem stillen See, wie der Schluck kühlen Wassers betreffen uns. Bei allen diesen Begegnungen mit dem Wasser bemerken wir, daß sie etwas mit unserer Seele zu tun haben, daß sie Wirkungen auf uns ausüben, die uns ebenso wie unsere körperlichen Berührungen mit ihm krank oder gesund machen können.

Die Tore zu unserer Psyche sind unsere Sinnesorgane. Wir können Wasser sehen, schmecken, riechen, hören, tasten, denken.

Wie unterschiedlich sind doch unsere Gefühle, wenn wir uns in einem glatten, ruhigen See mit klarem Wasser spiegeln können, in den wir am liebsten hineintauchen würden, um die Unterwasserwelt zu bestaunen, als wenn wir an einem getrübten, schlammigen Pond stehen, oder wenn wir uns vor einem aufgewühlten Meer fürchten!

Wie anders schmeckt uns doch ein frisches als ein abgestandenes Wasser, ein süßes als ein fauliges, kaltes oder warmes Wasser.

Oder denken wir an den Unterschied zwischen einem duftenden Wasser – z. B. ein wohlriechendes Parfüm – und stinkendem, gärendem Wasser!

Auch die Eindrücke, die über das Ohr zu uns gelangen, rufen ganz unterschiedliche Empfindungen hervor: das rauschende Wasser eines Wasserfalls, das Plätschern eines Rinnsals, das Gluckern eines Baches, das Donnern einer Brandung, das Trommeln des Regens auf dem Dach.

Wie geborgen fühlen wir uns bei einem Wannenbad, wenn wir die Wärme des Wassers auf unserer Haut spüren, wie gutgelaunt sind wir, wenn wir uns im kühlen Wasser des Schwimmbades tummeln können, wenn die Kälte eines Eisbachs auf unserer Haut prickelt! Wenn beim Skilaufen der Schnee stiebt, und das Gesicht vereist, wenn beim Wasserski oder Surfen das Wasser sprüht und die Haut hinunterrinnt.

Und schließlich: wenn wir unseren Gedanken freien Lauf lassen, an was denken wir dann? Haben wir angenehme Erinnerungen an unsere Erlebnisse mit Wasser oder unangenehme? Erinnern wir uns, wieviel wir dem Wasser zu verdanken haben, das das Leben selbst ist?

Das Wasser als Teil der ganzheitlichen Ordnung

Die Wirkungen der Hydrotherapie sind, wie wir gesehen haben, primär unspezifischer Art. Sie regen die allgemeine Regulations- und Anpassungsfähigkeit des Organismus an. Dadurch, daß sie ganze Regulationssysteme ansprechen, wie z. B. das Herz-Kreislaufsystem, ergeben sich aber auch spezifische Wirkungen, wie in diesem Fall eine Verbesserung der Herzarbeit. Und schließlich kann die Hydrotherapie über spezifische Reflexbögen gezielt auf bestimmte Organe und ihre Dysfunktionen einwirken.

Aufgrund dieser eher unspezifischen Wirkungsmechanismen wird die Hydrotherapie überwiegend als Basis- oder begleitende Therapie eingesetzt, obwohl ihre Wirkungen sehr tiefgreifend sein können. Wie die chinesische Akupunktur, wird sie selten die einzige Anwendung sein, sondern zumeist mit einer anderen Therapie kombiniert sein. Diese Kombination hat auch schon Kneipp angestrebt, indem er ein Therapiesystem entwickelte, das er als Ordnungstherapie bezeichnete. In seinem Sinne müßte eine solche Ordnungstherapie auf fünf Säulen ruhen:

1. Ziel einer Ordnungstherapie ist die Erzielung und Aufrechterhaltung eines individuellen optimalen Regulations- und Anpassungsvermögens. Eine dauernde Unterforderung des Organismus führt zu seiner Schwächung, eine dauernde Überforderung zu seiner Erschöpfung. Beide Zustände können Basis für die Entstehung von Krankheiten sein. Die einzusetzende Reizstärke sollte sich an der individuellen Konstitution mit ihren Regulationsfähigkeiten orientieren. Ein Weg dazu ist die Beachtung der körperlichen Rhythmen, indem man Phasen der Aktivität mit Phasen der Ruhe abwechseln läßt. Aber auch im seelischen und geistigen Bereich sollte man diese biologischen Rhythmen beachten, und was für die Therapie gilt, gilt auch für das tägliche Leben.
   Das biologische Grundprinzip des rhythmischen Wechsels der Polaritäten tritt bei vielen körperlichen und auch psychischen Funktionen auf: Einatmung und Ausatmung, Herztätigkeitsphase und Herzruhephase, Verdauungsleistung und Erholungsphase, Wachsein und Schlafen, geistige Leistungsfähigkeit und geistiges Erholungsbedürfnis. Die Ordnungstherapie will durch gezielte Verwirklichung dieser Phasen ein rhythmisches Gleichgewicht schaffen und damit eine Stabilität der Gesundheit erreichen, die mit den alltäglichen Anforderungen leicht fertigwerden kann.
   Somit ist die Ordnungstherapie ein den anderen Therapien übergeordnetes Lebens- und Heilungsprinzip.
2. Die Wasserheilverfahren sind die zentrale Therapie der Kneippkur. Sie sollen dem Körper zu einer besseren Regulationsfähigkeit verhelfen und damit zu einer besseren Ausgleichsfähigkeit.
3. Die Ernährungstherapie soll bei ernährungsbedingten Krankheiten (z. B. ernährungsbedinge Fettleibigkeit) den Stoffwech-

sel entlasten und dem Körper eine individuell angepaßte Ernährung anbieten. Das Gebot der individuellen Ernährung ist allgemeingültig.

4. Zur Vermeidung der durch Bewegungsarmut hervorgerufenen Belastung des Körpers wird eine ganzheitliche Ordnungstherapie auch die aktive körperliche Bewegung in Form von Gehen, Laufen, gymnastischen Übungen und weiteren sportlichen Betätigungen einbeziehen. Diese tragen dazu bei, das Herz-Kreislaufsystem sowie weitere körperliche und geistig-seelische Funktionen zu harmonisieren.
5. Eine wichtige Säule einer Ordnungstherapie stellt die Heilpflanzenkunde dar. Heilkräutertees und Säfte, auch Salben und Öle auf pflanzlicher Grundlage, Einreibungen und Zusätze zu Bädern und Wickeln können vorbeugend und heilend auf den Organsimus einwirken.

Nur heiles Wasser ist ein Heilmittel

Die chemischen Schadstoffe sind nur die eine Seite der janusköpfigen Rohwasserbelastung. Nach der technischen Aufbereitung verbleiben noch die Schwingungen der Schadstoffe im Trinkwasser und fordern die Abwehrkräfte des Organismus heraus.

Der Wassertransport in blei- und kupferfreien Leitungsrohren befreit das Wasser von zusätzlichem Schadstoffeintrag. Der Leitungsdruck und das unbiologische Strömen in den Rohren nimmt aber dem Wasser Energie.

Die Vermischung der reinen Regentropfen mit den in der atmosphärischen Luftfeuchte enthaltenen Schadstoffen nimmt dem Regen seinen Segen und macht ihn sauer. Die Natur muß mit Stoffen fertigwerden, die ihr nicht gemäß sind.

Es gibt technische Lösungen für diese Probleme. Soweit sie die Trinkwassernachaufbereitung betreffen, kennen Sie nun ein paar Lösungen. Aber die Probleme sind damit nicht wirklich vom Tisch. Denn es sind nur – wie man das im technischen Umweltschutz ausdrückt – end-of-the-pipe-Lösungen, und das beim Trinkwasser im wahren Sinne des Wortes. Es sind keine Lösungen, die die Ursache angehen.

Die Ursache der Verschmutzung liegt nicht im Wasser, sondern im Menschen. Unsere Einstellung zur Natur erst ermöglicht eine derartige Mißachtung der empfindlichen Vernetzungen in der Natur. Unsere Distanz zur Natur erst erlaubt uns dieses ausschließlich menschenbezogene (anthropozentrische) Denken und Handeln, mit dem die Natur, nach dem Satz: »macht sie euch untertan«, zu einem Objekt der Ausbeutung geworden ist.

Dieser Weg ist gefährlich. Eine Kultur, die die Gesetze der Natur mißachtet, läuft Gefahr, sich selbst auszulöschen. Wenn sich auf einem Teich die Anzahl der Seerosen täglich verdoppelt, ist das lange Zeit ein schöner Anblick und gefahrlos. Aber eines Tages ist der ganze See mit Seerosen bedeckt, und das Leben im See ist gefährdet. Wir müssen uns vor Augen halten, daß viele Prozesse exponentiell ablaufen und dabei außer Kontrolle geraten können.

Unser Umgang mit dem Wasser ist ein Symbol für unseren Umgang mit der Natur. Schon um uns selbst vor Schäden zu bewahren, sollten wir alles daransetzen, Schadstoffe nicht nur aus dem Wasser herauszufiltern, sondern ihre Einleitung ins Wasser von vornherein zu verhindern. Das betrifft sowohl die direkte Schadstoffeinleitung in Bäche und Flüsse als auch die indirekte Einleitung durch Abgase, Abstäube und Abfälle.

Die Industrie wird sich dieser Notwendigkeit zunehmend bewußt und hat schon viele Vorkehrungen getroffen, von betriebsinternen Wasserkreislaufsystemen über die kaskadenartige Wassermehrfachnutzung bis zu Wasseraufbereitungen vor Einleitung in die Vorfluter. Ihre weitere Verbreitung wird nötig sein.

Die Landwirtschaft und die Viehwirtschaft werden neue Lösungen finden müssen, ihre Erträge umweltschonend zu erwirtschaften. Pestizide und Gülle dürfen zukünftig nicht weiter Landschaft, Grundwasser und Leben gefährden. Das System Plocher könnte einen Weg in die Zukunft weisen.

Aber auch die Haushalte müssen neu denken lernen. Unnötiger Wasserverbrauch und Wasserbelastungen müssen vermieden werden. Kleine hausinterne Wasseraufbereitungsanlagen helfen, sauberes Haushaltswasser in die Kanalisation und damit in die Natur zu entlassen. Gute Tips in ökologischen Ratgebern oder von Umwelt- und Naturschutzverbänden sowie von Verbraucherverbänden können den wasserbewußten Haushalten weiterhelfen.

Oft bedarf es eines gewissen Schocks, um eine ungute Situation zu ändern. Ich hoffe, daß die Wasserverschmutzung uns alle aufgerüttelt hat, mit unserem Lebenselement Nummer eins sorgfältiger umzugehen. Denn es geht nicht darum, Grenzwerte einzuhalten, sondern das Leben zu erhalten. Nur reines, lebendiges Wasser ist – wie das die Alten ausdrückten – Lebenswasser. Nur reines, lebendiges Wasser kann dem Menschen helfen, gesund zu bleiben. Nur heiles Wasser ist ein Heilmittel.

Wasser ist das beste Getränk
für einen weisen Mann.
Henry Thoreau

Anhang

Dank

Es ist mir eine Freude, all jenen zu danken, die zum Gelingen dieses Buches beigetragen haben. Rudolf L. Schreiber, Unternehmensberater in Frankfurt und Gründer der erste Öko-Marketing-Agentur Deutschlands, Pro Natur, führte mich zum ökologischen Denken und Handeln. Er machte mir bewußt, daß ein Produktmanager nicht nur mit Deckungsbeiträgen rechnen muß, sondern auch mit der Natur. Frau Renate Rauer, Unternehmerin in München, konfrontierte mich mit den Zustandsproblemen des Wassers; eine Thema, das mich seither beschäftigt, nicht nur von der Ökologie her, sondern auch hinsichtlich der Frage nach Urheber und Opfer.

Das Buch »Wasser« von Ivan Engler lieferte mir grundlegendes Wissen. In der »Balneologie und Klimatologie« von Walter Amelung und Gunther Hildebrandt fand ich Sichtweisen, die in der medizinischen Literatur nur selten vertreten sind. »Hydrotherapie« von Herbert Krauß lehrte mich die wesentlichen Wirkungsmechanismen der praktizierten Wasserheilkunde. Frau Katja Akerberg vermittelte mir persönlich einige neue Erkenntnisse über die Mineral-Stoffwechsel-Harmonisierung, von denen ich hoffe, daß sie sich wie diejenigen über das alte Thema Wasser durchsetzen werden.

Ein ganz herzlicher Dank gebührt meiner Lektorin, Frau Gerhild Gerlich.

Ich freue mich, daß der Knaur Verlag und der Herausgeber der Reihe »Alternativ Heilen«, Gerhard Riemann, dieses »Wissen um das Wasser« einem größeren Publikum vorstellen.

Bücher und Zeitschriften

Akerberg, Katja: Die Akerberg Methode. München 1992

Amelung, Walter und Hildebrandt, Gunther: Balneologie und medizinische Klimatologie. Berlin, Heidelberg, New York, Tokyo 1985

Bachmann, Robert M. und Schleinkofer, German M.: Die Kneipp-Wassertherapie. Stuttgart 1992

Brügemann, Hans: Bioresonanz- und Multiresonanz-Therapie. Heidelberg 1990

Draczynski, Gisela: Das System der Grundregulation und Naturheilverfahren. In: raum & zeit 58/1992, 45–49

Engler, Ivan: Wasser. Teningen 1989

Engler, Ivan: Wasser – Polaritätsphänomen, Informationsträger, Lebens-Heilmittel. In: Erfahrungsheilkunde 7/1990

Flanagan, Patrick und Flanagan, Gael Crystal: Elixier der Jugendlichkeit. Ritterhude 1992

Gutenbrunner, Christoph: Die therapeutische Bedeutung von Heilbrunnen. In: Naturheilpraxis 12/1986, 1454–1469

Gutenbrunner, Christoph: Zur Blutdruckwirkung natriumhaltiger Heilwässer. In: Erfahrungsheilkunde 7/1990, 428–431

Hacheney, Friedrich: Wilfried Hacheney's levitiertes Wasser. In: raum & zeit 49

Hacheney, Wilfried: Wasser – Ein Gast der Erde. Andechs 1992

Hahn, Gernot von und Schönfels, Hans-Kaspar von: Von der Heilkraft des Wassers. Eine Kulturgeschichte der Brunnen und Bäder. Augsburg 1986

Hofmann, Ottmar: Grenzwerte: Festlegung und Bewertung, gwf Wasser – Abwasser 133 (1992) Nr. 10, 520–524

Katalyse e. V.: Das Wasser-Buch. Köln 1990
Kokoschinegg, Peter: Informationsstrukturen von Flüssigkeiten und ihre biologische Bedeutung. In: Erfahrungsheilkunde 7/1990
Kokoschinegg, Peter: Wasserstruktur und biologische Systeme. Institut für Biophysik und Strahlenforschung. In: IBS Bericht Nr. 19/1987
Kozuch, Walter: Wasser – Erde – Licht und Sonne. Die Heilelemente der Insel Ischia. München 1993 (Selbstverlag)
Krauß, Herbert: Hydrotherapie. Stuttgart, New York 1990
Ludwig, Wolfgang: In: Treven, Michael und Talkenberger, Peter: Umweltmedizin. Idstein 1991
Morell, F.: Wasser – Ernährung – Bioelektronik nach der Methode Vincent. In: Erfahrungsheilkunde 10/1988
Prade, Ernstfried: Das Plocher Energie System. Kinsau 1993
Rauer, Renate: Umkehr-Osmose im Aufwärts-Trend. In: HP NATUR-Heilkunde 10/1992, 50–51
Schneider, E.: Nutze die Heilkräfte der Natur. Hamburg 1985
Smith, Cyril W. und Best, Simon: Electromagnetic Man. London 1990
Thews, Gerhard/Mutschler, Ernst/Vaupel, Peter: Anatomie, Physiologie, Pathologie des Menschen. Stuttgart 1980
Tölgyessy, Juraj und Piatrik, Milan: Wasser. Berlin 1990
Trincher, Karl: Wasser – Grundsubstanz des Lebens und Denkens. Wien 1990
Vester, Frederic: Wasser = Leben. Ravensburg 1987
Weinreb, Friedrich: Buchstaben des Lebens. Freiburg i.Br. 1979
Will, Reinhold D.: Hochohmiges und gesundes Trinkwasser durch Umkehr-Osmose. In: HP NATUR-Heilkunde 1/2/1992, 8–15

Abbildungen

Seite 32 – Schneider, Ernst: Nutze die Heilkräfte der Natur, Hamburg 1985

Seite 33 – Vester, Frederic: Das Überlebensprogramm. München 1972

Seite 65 (2) und 66 oben – Grafik-Design Wülfert, München

Seite 66 unten – Kokoschinegg, Peter: Informationsstrukturen von Flüssigkeiten und ihre biologische Bedeutung. In: Erfahrungsheilkunde 7/1990

Seite 97 – Gleditsch, Jochen M.: Reflexzonen und Somatotopien. Schorndorf 1983

Seite 107 – Kokoschinegg, Peter: Informationsstrukturen von Flüssigkeiten und ihre biologische Bedeutung. In: Erfahrungsheilkunde 7/1990

Seite 164 bis 167 – Institut für Strömungswissenschaften, 79737 Herrischried

Seite 168 – Grafik-Design Wülfert, München

Seite 169 – Markt Kommunikation GmbH & Co. KG, 82054 Sauerlach

Seite 170 – Hacheney, Friedrich: Levitiertes Wasser. Andechs 1992

Adressen

Hersteller von Wasserfiltern

BRITA Wasser-Filter-System
Heinrich-Hertz-Str. 4, D-65232 Taunusstein
Tel.: 0 61 28 / 74 60, Fax: 0 61 28 / 74 63 50

Hersteller und Händler von Umkehrosmose-Geräten und Dampfdestillations-Geräten

bionika Gesundheitsprodukte
Stendorfer Straße 3, D-27721 Ritterhude/Bremen
Tel.: 0 42 92 / 10 87, Fax: 0 42 92 / 10 74

ERA-Electronic GmbH
Trinkwasser-Technologie
Daimlerstr. 2, D-77948 Friesenheim
Tel.: 0 78 21 / 63 33 40, Fax: 0 78 21 / 63 33 50

revos Trinkwasseranlagen
revos Verwaltungs GmbH & Co. Vertriebs KG
Drygalski-Allee 33, D-81477 München
Tel.: 0 89 / 7 84 99 93 o. 94, Fax: 0 89 / 7 84 93 63

VITACRON GmbH
D-82133 Olching
Tel.: 0 81 42 / 3 00 13, Fax: 0 81 42 / 4 13 20

Händler für Geräte für levitiertes Wasser

Aquädukt
Erlinger Höhe 9, D-82346 Andechs
Tel: 0 81 52 / 66 71, Fax: 0 81 52 / 51 20

Händler für den Quellwasser-Generator
»Vortex Water Spring« nach Viktor Schauberger

Markt-Kommunikation GmbH & Co. KG
Daimlerstraße 5, D-82054 Sauerlach
Tel.: 0 81 04 / 23 72, Fax: 0 81 04 / 21 27

Geräte zur Wassermagnetisierung nach Rainer Berchtold

Rainer Berchtold
Blumenstraße 22, D-85774 Unterföhring
Tel.: 0 89 / 9 50 54 01

Händler für Geräte zur Wasserbelebung nach Johann Grander

UVO Vertriebs KG
Archstraße 15, D-82467 Garmisch-Partenkirchen
Tel.: 0 88 21 / 7 95 79, Fax: 0 88 21 / 7 94 76
947710

UVO Vertriebs KG
Pfarrhügel 293, A-6100 Seefeld
Tel.: (von D) 00 43 / 52 12 41 92, Fax: 00 43 / 52 12 41 92-28

Hans Stöberl
Wankstraße 36, D-82377 Penzberg
Tel.: 0 88 56 / 9 19 01

Medicur-Therapie-Geräte

G. Ludwig-Bärtels Medizintechnik
Silcher Str. 21, D-72160 Horb-Bildech.
Tel.: 0 74 51 / 86 69

Plocher Energiesysteme

Plocher Energiesysteme
Uhldinger Straße 80, D-88709 Meersburg
Tel.: 0 75 32 / 56 51, Fax: 0 75 32 / 97 75

Händler für Flüssigkristallkolloidkonzentrat nach Dr. Patrick Flanagan

Biomed E.T.C. Oswald Bartel GmbH
Postfach 120 111, D-27515 Bremerhaven
Tel.: 04 71 / 4 28 21, Fax: 04 71 / 41 32 20

Individuelle Ischia-Reisen

LA FUENTE Urquell des Lebens
Individuelle Seminare und Exkursionen
Postfach 600 434, D-81204 München
Tel.: 0 89 / 88 80 47

Die Akerberg-Methode der individuellen Ernährung

Akerberg GBCA
Lindwurmstraße 15, D-80337 München
Tel.: 0 89 / 2 60 96 97, Fax: 0 89 / 26 91 14

Der Autor dieses Buches

Reinhold D. Will
Tegernseer Landstr. 22, D-81541 München
Tel.: 0 89 / 6 92 13 88